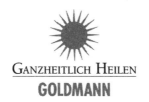

GANZHEITLICH HEILEN

GOLDMANN

D1721979

Buch

Zehn Tage beansprucht die Standard-Traubenkur, um den Organismus zu reinigen, ihn mit Mineralstoffen voll zu »betanken« und das Immunsystem zu stärken. Véronique Skawinska, die diese Kur seit 15 Jahren regelmäßig durchführt, verrät in ihrem Buch alle Geheimnisse. Sie lässt den Leser wissen, wie er sich geistig und körperlich auf die Kur vorbereitet, den besten Zeitpunkt des Beginns wählt und problemlos ohne Hungergefühl durchhält. Darüber hinaus erläutert sie, wie man die attraktiven Nebeneffekte der Kur – Abbau überschüssiger Pfunde, strahlenden Teint, kraftvolle Haare und kein Bedürfnis mehr nach Nikotin – auch nach der Kur bewahrt. Eine Fülle praktischer Ratschläge hilft bei der Auswahl der geeigneten Trauben, dem Einsatz unterstützender Maßnahmen sowie dem richtigen Verhalten während der Kur. Anleitungen zur Zubereitung von Schönheitsmitteln und Kochrezepte mit Trauben verdeutlichen die vielen Möglichkeiten, mit denen uns diese wunderbare Frucht helfen kann.

Autorin

Véronique Skawinska lebt in Frankreich, wo sie als Journalistin für Ernährungsfragen tätig ist. Zu ihren wichtigsten Veröffentlichungen gehören das Buch »Kretisch essen« sowie der Bestseller »Die Gewichtsfrage«. Die Traubenkur praktiziert sie bereits seit 15 Jahren.

VÉRONIQUE SKAWINSKA

DIE WUNDER DER TRAUBENKUR

Entschlackung, Regeneration,
Darmreinigung

Aus dem Französischen
übersetzt und bearbeitet
von Wolfgang Höhn

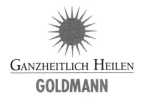

GANZHEITLICH HEILEN

GOLDMANN

Die französische Originalausgabe erschien 2000
unter dem Titel »Les miracles de la cure de raisin«
bei Éditions Michel Lafon, Neuilly-sur-Seine, Cedex, Frankreich.

Umwelthinweis:
Alle bedruckten Materialien dieses Taschenbuches
sind chlorfrei und umweltschonend.
Das Papier enthält Recycling-Anteile.

Deutsche Erstausgabe Juli 2002
© 2002 der deutschsprachigen Ausgabe
Wilhelm Goldmann Verlag, München
in der Verlagsgruppe Random House GmbH
© 2000 der Originalausgabe Éditions Michel Lafon,
Neuilly-sur-Seine
Umschlaggestaltung: Design Team München
Umschlagfoto: Imagine/AGB
Satz/DTP: Martin Strohkendl, München
Druck: Elsnerdruck, Berlin
Verlagsnummer: 14223
Redaktion: Birgit Förster
WL · Herstellung: WM
Made in Germany
ISBN 3-442-14223-7
www.goldmann-verlag.de

1. Auflage

Inhalt

Einführung

· · · · · · · · ·

Rendezvous mit Ihrer Vitalität

Niemand verlangt von Ihnen, für den Rest Ihres Lebens
allein von Trauben zu leben. Wenn die Trauben
ihr regenerierendes Werk getan haben, können Sie zu Ihrer
gewohnten Kost zurückkehren. Doch sollen Sie darauf
achten, dass diese Ihr Gleichgewicht nicht stört.

Johanna Brandt

Soweit ich mich zurückerinnern kann, haben Trauben in irgendeiner Form stets mein Leben begleitet. Mein Urgroßvater, der nach dem Aufstand von 1830 aus Polen vertrieben wurde, war in der Nähe von Bordeaux gelandet und dort Winzer geworden. In meiner Kindheit verbrachte ich die Sommerferien immer bei meinem Großvater Paul-Émile, der mit den Trauben und dem Weinstock einen wahren Kult betrieb. Die Mahlzeiten im Kreis seiner Familie liefen nach einem faszinierenden Ritual ab, das er allmählich um seine Gewohnheiten und Überzeugungen herum gestaltet hatte. Auf der Stuhlkante sitzend wartete ich voll Ungeduld auf den Augenblick, wo er den langen Wetzstahl mit dem dunklen Ebenholzgriff in die Hand nehmen würde, um die Stahlklinge des der Käsezeremonie geweihten Messers zu schleifen. Dann stellte meine Großmutter eine große Schale voll Trauben und eine mit frischem Wasser gefüllte Schüssel mitten auf den Esstisch und legte eine mehr oder weniger angeschnittene Kugel holländischen Käse mit roter Rinde vor ihren Mann. Der gute Großvater begann dann über die ganze Breite der Kugel goldgelbe Käsescheiben abzuschneiden – so dünn, dass die Klinge durch die durchscheinenden Scheiben schimmerte. »Wenn man den vollen Geschmack der Trauben zur Geltung bringen möchte, müssen die Käsescheiben so fein wie Zigarettenpapier sein«, erklärte er, als er jedem von uns ein paar Blätter mittelalten, halbtrockenen Gouda zuteilte. Diese verzehrten wir dann zusammen mit einer Weintraube, die in Wasser getaucht wurde, bevor sie auf unseren Tellern landete. »Während der Zeit der Weinlese muss man täglich Trauben essen, damit man das ganze Jahr über gesund bleibt. Bleib dieser guten Gewohnheit immer treu, meine Süße«, wiederholte mein Großvater jeden Tag und strich mir dabei zärtlich über den Kopf.

Dreißig Jahre später hatte sich diese Gewohnheit in Paris verflüchtigt, wo ich mich als Journalistin niedergelassen hatte. Eine seltene Krankheit hatte mich veranlasst, meine Gesundheit einem Arzt für Pflanzenheilkunde anzuvertrauen, der in mir ein neues Verständnis für die Bedeutung der Ernährung und die Vorteile der Naturheilkunde weckte. Um das wiedererlangte Gleichgewicht zu halten und meine Kräfte zu sammeln, aufzubauen und zu bewahren, hatte er mir zuletzt auch geraten, eine Traubenkur zu machen, und mir alle Geheimnisse dieser wirkungsvollen Methode offenbart, mit der wir die Energien von Sonne, Erde und Wasser für uns nutzen können.

Also habe ich jedes Jahr zu der Zeit, wo die Früchte des

Weinstocks auf den Markt strömen, Tausende von Trauben andächtig abgezupft – in der Absicht, ein paar Kilo abzunehmen, meine Organe zu entschlacken, meinen Organismus gründlich zu reinigen, mich mit Mineralsalzen und Antioxidantien voll zu tanken, mein Immunsystem im Hinblick auf die zu erwartende Kälte zu stärken und das neue Jahr gut in Form zu beginnen. Jeden Herbst habe ich neue Freunde, die meine Begeisterung, meine gute Figur und mein strahlendes Aussehen überzeugt hatten, in dieses Abenteuer geführt. Rauchern habe ich empfohlen, während der Kur aufs Rauchen zu verzichten, und einige haben es sogar mit überraschender Leichtigkeit geschafft, den Tabak endgültig aus ihrem Leben zu verbannen. Dieses Buch ist die Frucht dieser gelebten Erfahrung, mit all den Hoffnungen, Zweifeln, Überzeugungen und Freuden, die fraglos auch Sie empfinden werden, wenn Sie sich auf eine Traubenkur einlassen.

Natürlich empören sich meine Journalistenkollegen im Bereich Gesundheit und Ernährung darüber, dass ich eine häretische Praxis anpreise, die im Widerspruch zu den sakrosanten Prinzipien einer ausgewogenen Ernährung steht. Und sie prophezeiten mir alle möglichen Schwäche- und Erschöpfungszustände und Infektionen mit allen Bazillen der Welt. Dem hielt ich entgegen, dass es mehr auf das Gleichgewicht im eigenen Organismus als auf das Gleichgewicht in der Ernährung ankomme und dass man sich durchaus einen robusten Gleichgewichtszustand aufbauen könne, indem man sich – auf kontrollierte Art und Weise – bestimmten Formen des Ungleichgewichts unterwirft. Denn ist nicht die Routine unser schlimmster Feind?

Mein Arzt hatte mir erklärt, dass unser Organismus spezifische Abwehrmechanismen aufbaut, die an unsere Lebensweise angepasst sind. Wenn Sie jeden Tag die gleiche Geste wiederholen, schaltet Ihr Organismus auf eine Art von intelligentem Sparmodus, der ihm weniger Anstrengungen abverlangt und ihn weniger Aufwand kostet. In der Routine der ausgewogenen täglichen Ernährung setzen wir nur ein Zehntel aller wichtigsten Enzyme ein. Gerade weil die Traubenkur zu einem Ungleichgewicht führt, regt sie den Organismus an und bringt ihn dazu, vernachlässigte enzymatische Prozesse und ruhende Funktionen wieder zu aktivieren.

Als Verantwortliche für die Form von Sportlern, denen ich jede Woche in der Sportillustrierten *L'Équipe Magazine* Ratschläge gebe, und als Beauftragte für die Ernährung der Tennischampions beim Grandprix von Toulouse war es mir möglich, die Stichhaltigkeit dieser These in der Praxis zu überprüfen. Denn erst durch die Extremsituation erreicht man die höchsten Leistungen und empfindet die größten Freuden. Aber wer sich extremen Anforderungen aussetzen und als Sieger heimkehren möchte, muss vollkommen in einem tiefen inneren Gleichgewicht ruhen, das durch tägliches Training und intensive Lehrgänge aufgebaut wird. In körperlicher ebenso wie in mentaler Hinsicht durchlebt man die Traubenkur wie ein Trainingslager. Einmal im Jahr kann das bestimmt nicht schaden!

Als Expertin musste ich natürlich die Wirkungen einer Therapie überprüfen, die auf den ersten Blick vielleicht extrem erscheinen mag. Ich wollte selbst Versuchskaninchen spielen und eine Traubenkur, wie es sich gehört, im Herbst durchführen, unmittelbar vor der geplanten Teilnahme an dem 18,5-km-Lauf Paris-Versailles – während mein sonntägliches Jogging kaum über acht Kilometer hinausführt.

Neun Tage lang habe ich nichts anderes als Trauben gegessen: helle, dunkle, rote, große, kleine, spanische, italienische und französische – nichts als frische Trauben. Kiloweise, von morgens früh bis abends spät. Und am zehnten Tag habe ich dann 18 500 Meter zurückgelegt, darunter die zwei Kilometer lange, gefürchtete 12-Prozent-Steigung von Gardes, zwei Stunden lang trabend, ohne zwischendurch zu gehen oder anzuhalten, also mit einer mittleren Geschwindigkeit von über neun Stundenkilometern ein ordentlicher Durchschnitt für den ersten Start auf dieser langen Strecke.

Auf der Strecke hatte ich das Gefühl zu fliegen, mit erstaunlicher Leichtigkeit von Flügeln getragen. Unterwegs habe ich im Rhythmus meiner Schritte eine kleine Hand voll Rosinen geknabbert, die es an den Verpflegungsstationen gab. In Versailles erwartete mich ein befreundetes Ehepaar, darauf vorbereitet, die einzelnen Körperteile einer von der übermäßigen Anstrengung völlig erschöpften Verrückten unter dem Zieltransparent einzusammeln. Doch ich habe es mit einem Siegerlächeln passiert, bevor ich eine halbe Flasche lebensrettendes Wasser mit langsamen Schlucken genießen durfte. Am selben Abend verspürte ich kein bisschen Müdigkeit, und am nächsten Morgen plagte mich auch kein Muskelkater in den Waden. Auf Geheiß des Dionysos hatten die Götter des Olymp meinen Wagemut belohnt und dieses Rennen für mich zu einem reinen Vergnügen gemacht!

Nun hatte ich den Beweis. Auf einer Strecke, die zur Mobilisierung aller Reserven zwingt, kann sich das geringste Defizit in quälenden Schmerzen äußern. Also hatte mich die Traubenkur – statt mich zu schwächen – mit der nötigen Energie für diese ungewohnte Herausforderung versorgt. Noch besser, ich hatte mich dabei leichter gefühlt als beim gewohnten sonntäglichen Joggen im *Bois de Boulogne*. Und anschließend, im darauf folgenden Winter, hat sich bei mir – wie in allen Wintern, auf die ich mich mit einer Überdosis Trauben vorbereitet hatte – keine Erkältung gemeldet, um mich in der Nase zu kitzeln, denn mein gestärktes Immunsystem hat über jedes Virus triumphiert. Nicht die geringsten Beschwerden! Da habe ich mir geschworen, dieses jährliche Rendezvous mit meiner Vitalität um keinen Preis der Welt zu versäumen. Aber ich muss ehrlich zugeben, es ist auch schon vorgekommen, dass ich mein Wort nicht gehalten habe. Doch habe ich das stets bereut. Denn diese Weinlese aus Prüfungen und Freude, als die ich die Traubenkur empfinde, ergibt jedes Mal einen ganz besonderen Jahrgang des Glücks.

Auf welche Weise wirkt die Traubenkur ihre Wunder? Dank des Zusammenspiels von mehreren wohl tuenden Mechanismen, wie das Prinzip einer Kur an sich, die Neueinstellung auf eine andere Jahreszeit, die Monodiät und die Heilkräfte der Traube, der bedeutendsten und energiereichsten aller Früchte.

Eine Kur zu machen heißt, in ein spezifisches Milieu einzutauchen, und zwar lange genug, um richtig davon profitieren zu können. Diese Methode ist sogar medizinisch anerkannt, denn Trinkkuren mit Thermalwasser, bei denen man Quellwasser mit nachgewiesenen Heilwirkungen trinkt, werden von Ärzten verschrieben und von Krankenkassen bezahlt, sofern sie einundzwanzig Tage dauern. Was die *Thalassotherapie* angeht, bei der die vielfältigen Heilkräfte des Meeres genutzt werden, so denkt niemand daran, den Wert dieser Methode bei der Behandlung von Gelenkschmerzen anzuzweifeln. Die Thalassotherapie bietet die besten Voraussetzungen für die Rehabilitation nach Unfällen oder Operationen. Die kombinierten Wirkungen der Algen, des Meerwassers und des Seeklimas kompensieren die schädlichen Folgen der modernen Lebensweise. Stress, Erschöpfung, Neigung zu Krämpfen, Depression, nervöse und muskuläre Verspannungen, Rückenschmerzen und Kreislaufbeschwerden finden rasch Heilung. In allen Zentren für Thalassotherapie werden auch Diätprogramme angeboten, damit die Patienten schlank und entschlackt nach Hause zurückkehren können. Doch solche Regenerationskuren haben den Nachteil, dass man dafür einen Teil seines Urlaubs opfern und nicht unerhebliche Summen aus eigener Tasche bezahlen muss.

Wenn Sie eine Traubenkur durchführen, können Sie dieselben Wirkungen genießen: eine schlankere Figur, reichlich Energie, körperliches und seelisches Wohlbefinden, Verbesserung des Venenkreislaufs, Linderung von Gelenkschmerzen und Stärkung des Immunsystems. Aber mit drei Vorteilen: Sie können in Ihren vier Wänden bleiben, Ihrer Arbeit nachgehen, und die »Behandlung« kostet Sie keinen Pfennig. Im Gegenteil. In der Hauptsaison kosten drei Kilogramm Trauben kaum mehr als fünf bis acht Euro (pro Tag) – also weniger, als Sie gewöhnlich für Essen ausgeben! Dieses Buch ist nicht das erste über die Traubenkur. Aber es ging mir darum, diese Kur über die bisher empirisch beobachtete Wirkung hinaus aus moderner und wissenschaftlicher Sicht für unsere Zeit darzustellen und auf den neuesten Stand zu bringen, unter Berücksichtigung der Erkenntnisse, die die Wissenschaft in den letzten zwanzig Jahren gewonnen hat. So haben unter anderem zahlreiche Untersuchungen gezeigt, dass Rotweintrinker von den besonderen Schutzwirkungen dieses Getränks profitieren – dem so genannten *Französischen Paradox*. Zu diesem Thema folgt im nächsten Abschnitt allerdings gleich eine Warnung! An dieser Stelle möchte ich lediglich auf die Tatsache hinweisen, dass die Weinindustrie über erheblich größere Geldmittel als die Erzeuger von Tafelobst verfügt und damit natürlich in der Lage ist, eine beeindruckende Zahl von Forschungsarbeiten zu finanzieren, deren Resultate sich auch auf die Frucht, der der Wein seine Qualitäten verdankt, übertragen lassen.

In Zukunft dürften fortschrittliche Mediziner die Traubenkur zur Behandlung von schweren Krankheiten einsetzen. Ernährungsberater beginnen den Wert der Monodiäten und der jahreszeitlichen Entschlackung zu entdecken. Die pharmazeutische und die kosmetische Industrie nutzen Extrakte aus Rebenteilen, Traubenkernen und -schalen, um Präparate gegen freie Radikale, vorzeitiges Altern und Herz-Kreislauf-Beschwerden herzustellen und ihre Wirkungen mit der wissenschaftlich geforderten Strenge nachzuweisen. So wird der althergebrachten Traubenkur der gebührende Platz im neuen Jahrtausend zuteil.

Gesundheit, Schönheit, eine gute Figur, Beweglichkeit, Wohlbefinden – braucht es da noch mehr Argumente, um Sie davon zu überzeugen, das Abenteuer der Traubenkur zu wagen? Bevor Sie jedoch loslegen, sollten Sie sich mit den Grundlagen, Geheimnissen und Optimierungsmöglichkeiten vertraut machen. Und dazu möchte ich Sie jetzt einladen …

....

Trauben und Wein bitte nicht verwechseln!

Am 17. November 1991 verkündete im amerikanischen Fernsehkanal CBS der französische Biologe Serge Renaud in der Sendung *Sixty Minutes*, die jenseits des Atlantiks am Sonntagabend zur Hauptsendezeit ausgestrahlt wird, eine Nachricht, die wie eine Bombe einschlug: »Wein ist eines der wirksamsten Heilmittel zur Reduzierung der koronaren Sterblichkeit«, erklärte der Wissenschaftler in aller Ruhe vor laufenden Kameras. In dem Land, wo die Furcht vor dem Herzinfarkt zur Phobie geworden ist, war dies eine echte Sensation, die darauf unter der Bezeichnung *Französisches Paradox* um die ganze Welt ging. Natürlich stützte sich die Erklärung dieses Forschers auf eine ganze Reihe von epidemiologischen Studien, biochemischen Analysen und medizinischen Experimenten, die allesamt die Schutzwirkung des göttlichen Tropfens nachgewiesen hatten. Aber in ihrer Schockwirkung verschleierte diese Aussage eine ganz entscheidende Information: nämlich die Tatsache, dass der Wein seine antioxidativen Eigenschaften letztlich der Frucht des Rebstocks verdankt.

Bis heute hat die Wissenschaft fast tausend verschiedene Inhaltsstoffe im Wein entdeckt. Diese Fülle ist nicht weiter erstaunlich, wenn man bedenkt, dass die Bestandteile des

Weins letztlich aus den lebendigen Zellen einer jeden Traube stammen. Wenn der Fruchtzucker zu Alkohol vergoren wird, entstehen durch Fermentation weitere Substanzen im Wein. Wie die Trauben könnte auch der Wein den Wasserbedarf des Organismus befriedigen, denn er besteht zu 85 bis 90 Prozent aus Wasser, wenn er nicht jene zehn bis 15 Prozent Alkohol enthielte, die den großen Unterschied zwischen Trauben und Wein ausmachen.

Auch wenn der Alkohol im Wein den Vorteil hat, die Phenolverbindungen zu konservieren und die Wirkung von flüchtigen Aromastoffen zu steigern, dürfen seine Risiken nicht verschwiegen werden. In allen entsprechenden Studien wurde zweifelsfrei nachgewiesen, dass regelmäßiger Alkoholgenuss über die Menge von ein bis zwei Gläschen hinaus – eine Dosis, die auch vom Körpergewicht und der Resistenz des Individuums abhängt –, die Risiken für eine ganze Reihe schwerer Erkrankungen erhöht: wie Gehirnschlag, Herzinfarkt, Leberkrankheiten, Tumorbildung im Verdauungssystem, Brustkrebs, Missbildung des Embryos, ganz zu schweigen von so negativen Folgen des übermäßigen Alkoholkonsums wie Verkehrsunfällen und unkontrollierter Gewalttätigkeit. Eine Studie der Harvard-Universität an 90 000 Frauen hat gezeigt, dass sich das Brustkrebsrisiko bei Aufnahme von zwölf Gramm Alkohol täglich (was etwa einem Achtel Liter Wein entspricht) erhöht. Die Ergebnisse einer anderen Studie von Professor Elio Riboli in Italien haben nachdrücklich bestätigt, dass sich bei einem Tageskonsum von über zwei Gläsern Wein das Krebsrisiko signifikant erhöht – beides Resultate, die Frauen (und Männer) zur Vorsicht mahnen sollten!

Außerdem wurde nachgewiesen, dass kein anderes alkoholisches Getränk außer Wein wohl tuende Wirkungen auf die Gesundheit hat, im Gegenteil. Als Dr. St. Léger 1979 in der bekannten britischen medizinischen Fachzeitschrift *The Lancet* die Resultate einer umfassenden epidemiologischen Studie veröffentlichte, bei der in 18 Ländern die Risikofaktoren für Herzkrankheiten untersucht wurden, stellte er fest, dass in Schottland, Irland und den Vereinigten Staaten, den Ländern der großen Whiskytrinker, die Sterblichkeitsrate durch Herzinfarkt drei- bis fünfmal höher ist als in Frankreich und Italien, den Ländern mit dem höchsten Weinkonsum.

Die entsprechenden Zahlenwerte für Länder wie Belgien und Deutschland, in denen mehr Bier als Wein getrunken wird, liegen dazwischen. Dr. Léger kam folglich zu dem Schluss, dass die Schutzwirkung des Weins nicht vom Alkohol, sondern von anderen Bestandteilen herrührt. Das heißt also von den Inhaltsstoffen der Traube!

Trotz eines gewissen Lokalpatriotismus muss Professor Orgogozo, ein Neurologe aus Bordeaux, zugeben: »Die jahrhundertealten schlechten Gewohnheiten in einem Land mit großer Weinproduktion und zu starkem Weinkonsum können nicht zur Rechtfertigung für übermäßigen Alkoholgenuss dienen, denn dieser ist für die öffentliche und individuelle Gesundheit verhängnisvoll. Keinerlei gesundheitliche Gründe rechtfertigen es, den Menschen, die aus Geschmacksgründen oder aus freier Entscheidung keine alkoholischen Getränke konsumieren, zur Änderung ihrer Gewohnheiten zu raten: Alkohol führt zu nichts, und Wein ist kein Medikament.«[*]

Stellen Sie sich einmal die Auswirkungen einer Weinkur vor! Da man etwa eineinhalb Kilogramm Trauben auspressen muss, um einen Liter Wein zu erzeugen, wäre es notwendig,

[*] *Cahiers scientifiques, Vin, Santé et Société*. Institut européen de recherche et de communication sur le vin, la santé et la société, 1997/3, S. 58

täglich zwei Liter zu trinken – das hieße unter Verzicht auf jede andere Nahrung einen Viertelliter reinen Alkohol –, um die entsprechende Menge an natürlichen Substanzen wie aus drei Kilogramm Trauben aufzunehmen.

Zusammenfassend sei gesagt: Trinken Sie Wein, wenn Ihr Herz daran hängt, aber um ebendieses Herz und Ihre Gesundheit generell zu schonen, sollten Sie die Tagesdosis von ein bis zwei Achtelgläschen nicht überschreiten, auch nicht unter dem Vorwand: »Wein – das kann ja nicht schaden, denn schließlich ist das nichts anderes als Trauben.« Nichts könnte verkehrter sein!

1

Eine Therapie, so alt wie die menschliche Zivilisation

Traube = Blut:
»Aus einer Wunde sickerte Traubengelee.«
Aus einem Wörterbuch
der französischen Umgangssprache*

Den Völkern des alten Mesopotamien – in den Regionen, wo
Noah, nachdem seine Arche nach der Sintflut am Ararat auf
Grund gelaufen war, den ersten Weinstock gepflanzt und
sich am Wein berauscht hat – galt die Rebe als heilig. Die
Traube war ein Symbol der Langlebigkeit und soll es übrigens dem Patriarchen ermöglicht haben, das wahrhaft biblische Alter von 950 Jahren zu erreichen. Bei den Sumerern
war dieses Gewächs den großen Göttinnen geweiht und ihre
Muttergottheit wurde »Große Mutter des Rebstocks« genannt. Im alten Ägypten wurde Osiris, der Sohn des Himmels und der Erde, der als Erster Reben an den Ufern des
Nils gepflanzt hatte, als »Herr des blühenden Weinstocks«

* L'Argot, Flash Marabout 1992

bezeichnet; denn er wurde aus seinem zerstückelten Körper immer wieder neu geboren, so wie die Rebe aus einem Stock blüht, der im Winter ohne Leben zu sein scheint. Im Alten Testament erinnern Ausdrücke wie »unter seinem Weinstock sitzen« oder »die Früchte seines Weinbergs verzehren« an Frieden und Wohlstand. Eine gute Gattin ist für ihren Mann wie eine fruchtbare Rebe.*

In den antiken Traditionen wurde der Lebensbaum des Paradieses mit einem Rebstock verglichen, und die christliche Kirche ging noch weiter, indem sie ihn auf Jesus bezog, der als »Wahrer Weinstock« verehrt wurde.

Im alten Griechenland erfand Dionysos, der Sohn des kretischen Zeus und der Prinzessin Semele, Rebe und Wein und wurde zu ihrer Gottheit. Als er eines Tages einen verdorrten Zweig fand, barg er ihn in einem Vogelknochen, den er zuerst in einen Löwenknochen und dann in einen Eselsknochen steckte. Nachdem er seinen »Schatz« auf der Insel Naxos gepflanzt hatte, ließ er dort den ersten Weinstock wachsen, dessen Frucht dem Menschen anfangs die Leichtigkeit eines Vogels verleiht, ihm dann die Kraft eines Löwen schenkt und ihn zuletzt dumm wie einen Esel macht. Wie der Charakter des Dionysos so ist auch das Wesen der Traube zwiespältig. Die Frucht, wohltätig und köstlich, schenkt Freude, Mut und Kraft. Doch im Rausch der Trunkenheit zerstört der Wein die Würde des Menschen. Im Winter wurde Dionysos von den Titanen zerstückelt und schien wie der verdorrte Rebstock dem Untergang geweiht. Aber wenn er im Frühling ins Leben zurückkehrte, feierte man dieses Ereignis mit wilden Bacchanalien. Der ihm gewidmete Mysterienkult hat dazu beigetragen, aus der Rebe ein Symbol der Wiedergeburt und

* Psalm 128,3

der Erkenntnis zu machen. Als Symbol der Erkenntnis ist der Saft, der im Rebstock aufsteigt, das Licht des Geistes. Bei der Hochzeit von Kana, zu der Jesus geladen war, machte er die unzureichende Vorbereitung oder die Armut seiner Gastgeber durch ein Wunder wett, bei dem er die Kraft Gottes in der Umwandlung von Wasser in Wein offenbarte. Als Erben der christlichen Kultur wissen wir, wie eng die Verbindung zwischen Wein und Erlösung seit jenem Abendmahl ist, in dem Christus den neuen Bund in einer Art von alchimistischem Ritual besiegelte, bei dem der Wein in sein Blut verwandelt wird. So flechten Wasser, Wein, Traube und Blut das heilige Band, das den Menschen mit Gott und das Leben mit der Unsterblichkeit verknüpft …

Traubenkuren, seit der Antike gepriesen

Vermutlich wurde die Traubenkur zuerst im alten Griechenland praktiziert, als Teil der Vorbereitung der Athleten auf die Olympischen Spiele. Vor diesen Zeremonien war es üblich, sich durch Fasten und Traubenkuren zu reinigen. Die großen Ärzte der Antike wie Hippokrates (460–359 v. Chr.), Dioskorides (um 50 n. Chr.), Plinius (23–79 n. Chr.), Galenos (131–200 n. Chr.) und Theophrastos (372–287 v. Chr.) preisen übereinstimmend die heilenden Kräfte der Rebe und ihrer Erzeugnisse.

In der Renaissance bezeichnet Matthiolus (Pierandrea Mattioli, 1500–1577, ein berühmter italienischer Arzt und Naturforscher) die Traube als »das höchste Gut des menschlichen Lebens, den besten Erneuerer der Lebensgeister und aller körperlichen Kräfte. Sie reinigt das Gehirn, regt den Geist an, erfreut das Herz, belebt den Geist, klärt das Blut und vertreibt alle Unreinheit aus dem Körper.«

Im 19. Jahrhundert lieferte der Weinstock eine ganze Reihe verschiedener Heilmittel. Jedoch hatte bis dahin kein einziger Arzt in unseren Breiten die Traubenkur empfohlen. Die erste Veröffentlichung über diese Praxis erschien 1840. Darin beschreiben die Ärzte ausführlich zahlreiche Fälle von spektakulären Heilungen durch die Behandlung mit Trauben oder Traubensaft: bei Verdauungsbeschwerden, Gastroenteritis, Verstopfung, Gastritis, Arteriosklerose, Ödemen, Albuminurie, Rheumatismus, Bronchitis, Lungenentzündung oder Nierenkoliken.

Eine etwas andere Kur

An der Schwelle zum 20. Jahrhundert strömte die bürgerliche Gesellschaft aus ganz Europa und sogar aus Nordamerika in die Thermalbäder Deutschlands, der Schweiz, Italiens, Polens, Tschechiens, Rumäniens und Russlands, um durch Trinkkuren mit Heilwässern ihre Wohlstandsbeschwerden auszuspülen. Man nutzte die Gelegenheit, um zusätzlich Traubenkuren zu machen, die von den Badeärzten als Allheilmittel gegen Fettleibigkeit, Gicht, Rheumatismus, Tuberkulose, Leber- und Nierenbeschwerden sowie Neurosen empfohlen wurden. Bekannte Badeorte für solche Thermaltraubenkuren sind Bad Dürkheim und Grauberg in Deutschland, Montreux und Vevey an den Ufern des Genfer Sees sowie Yalta und Odessa am Schwarzen Meer. Dr. Buttner, der nach dem Ersten Weltkrieg eine Abhandlung über die Traubenkur verfasste[*], schätzte die Zahl der Kurgäste, die vor dem Ersten Weltkrieg allein in Südtirol Traubenkuren durchführten, auf 200 000.

[*] Dr. J. Buttner, *Le jus de raisin frais, sa valeur hygiénique et thérapeutique*, Diss., Montpellier 1919

Jeder Badearzt und jedes Kurzentrum hatten ihre eigene Methode. In einigen Zentren wie zum Beispiel Meran, wo sich die Tradition der *cura dell'uva* bis heute erhalten hat, wird eine bestimmte Kurdiät mit 300 bis 1000 Gramm Trauben ergänzt. Andere bevorzugen Traubensaft, und die Puristen bestehen darauf, Trauben zehn Tage lang als einzige Nahrung zuzulassen.

In Frankreich eröffnete man 1927 in *Moissac* am Tarn (in Südwestfrankreich zwischen Toulouse und Bordeaux), der Hauptstadt des *Chasselas* (Gutedeltraube), die erste *station uvale* (von lat. *uva* = Traube). 1933 erbaute man dort das berühmte *Uvarium*, ein Kurhaus von erlesenem Geschmack, dekoriert in zeitgenössischem Stil von dem Maler Jean-Gabriel Domerque (1889–1962). Ein Werbeprospekt aus dieser Zeit beschreibt die ehrgeizigen Projekte des Kurortes: »Unser Programm ist umfassend, denn wir möchten den Gästen Komfort und Unterhaltung bieten. Spazierwege sollen angelegt werden, und die Bauarbeiten an einem Hotel am Ufer des Tarn haben begonnen. Bei diesem Hotel sollen auch ein Hafen für Vergnügungsboote und ein hübsches, elegantes Strandbad errichtet werden und ein Kasino wird dem Kurort eine mondäne Note verleihen. Der Sport soll auch nicht zu kurz kommen: Ein Stadion mit Tennisplätzen wird seine Tore für die Anhänger des weißen Sports öffnen, die anschließend auf dem Tarn Gelegenheit haben, ihre Segelkünste zu beweisen. Pferdesport auf der Rennbahn von Moissac wird das Veranstaltungsangebot vervollständigen. Und was steht hinter all diesen Plänen: die Kur mit *Chasselas*-Trauben.«

Andere Weinbauregionen schlossen sich damals in Frankreich zu einem Verband zusammen: Avignon, Béziers (am Mittelmeer zwischen Montpellier und den Pyrenäen), Colmar,

Fontainebleau, Lamalou-les-Bains (bei Montpellier), Moissac, Montpellier, Nîmes, Prayssac (in Südwestfrankreich am Lot), Port-Sainte-Marie (an der Garonne), Tarascon (bei Nîmes), Tours und Le Thor (bei Avignon). Aber der Zweite Weltkrieg führte zur Streichung der großen Projekte, und die Traubenkurorte schlossen nacheinander ihre Tore.

Der Verband existiert jedoch noch heute, und im Süden Frankreichs bieten einige *stations uvales*, besonders das *Uvarium* von Moissac, die ganze Saison über Kuren mit frisch gepresstem Traubensaft an. Im Gefolge der neuen naturheilkundlichen Welle bieten künftig einige Gesundheitszentren Traubenkuren an, darunter auch das prachtvolle *Institut de vinothérapie »Les Sources de Caudalie«*, das vor kurzem in Martillac bei Bordeaux eröffnet wurde (Adresse s. Anhang, dort auch weitere Adressen für Traubenkuren).

Die Umfrage von Terre Vivante

Zu Beginn des 20. Jahrhunderts wurde der therapeutische Nutzen der Traubenkur bereits in mehreren Publikationen gepriesen. 1925 behauptete Johanna Brandt, eine Krankenschwester aus Südafrika, sich dank der Traubenkur von Magenkrebs geheilt zu haben.[*]

Die naturheilkundliche Zeitschrift *Evening Graphic* veröffentlichte damals einen Bericht über ihre Erfahrung, und daraufhin folgten zahlreiche Menschen ihrem Vorbild. Vierzig Jahre später veröffentlichte der südafrikanische Winzer Basil Shackleton ebenfalls einen Bericht über seine spektakuläre Genesung: Eine siebenwöchige Traubenkur hatte ihn endgültig

[*] Johanna Brandt, *The Grape Cure*, New York 1928

von den schweren Nierenkoliken befreit, die ihn seit seiner Kindheit gequält hatten.*

Seither wird die Traubenkur mehr oder weniger regelmäßig von Anhängern der Naturheilkunde praktiziert. Da sie an den medizinischen Fakultäten weder gelehrt noch erforscht wird, ist es schwierig, ihre Wirkungen wissenschaftlich zu bewerten. Um der Sache auf den Grund zu gehen, hat jedoch in den Jahren 1989 und 1990 der Verein *Terre Vivante*, der die ökologische Zeitschrift *Les quatre saisons du jardinage* herausgibt, seinen Lesern folgenden Vorschlag gemacht: »Wenn Sie Lust haben, eine Traubenkur zu machen und uns mitzuteilen, wie sie verlaufen ist und welche Wirkungen sie bei Ihnen hatte, dann schreiben Sie uns.« 500 Leser und Leserinnen haben sich an dieser Umfrage beteiligt. Alle haben ein Merkblatt mit praktischen Ratschlägen erhalten, und die ganze Aktion wurde in Zusammenarbeit mit einer Gruppe von Ärzten durchgeführt, die an der Ausarbeitung des Fragebogens mitgewirkt und die Ergebnisse ausgewertet haben.

Bei der Beschreibung ihrer Eindrücke und Erfahrungen benutzten die Teilnehmer immer wieder Formulierungen wie »Superform«, »toller Tonus«, »Dynamik«, »Euphorie« und »Wohlbefinden«. Zu den Resultaten im Einzelnen:

- Bei 90 Prozent der Personen, die vor der Kur über Müdigkeit, Nervosität und Reizbarkeit klagten, zeigte sich eine spektakuläre Besserung.
- Fast alle Teilnehmer haben Gewicht verloren, in einer Schwankungsrate von ein bis drei Kilo pro Woche, je nach individuellem Körpergewicht.
- 77 Prozent haben eine Besserung bei Verdauungsproblemen,

* Basil Shackleton, *The Grape Cure,* London 1967

Koliken, Gasbildung, Blähungen, Durchfall oder Völlegefühl festgestellt.

- Einige haben über eine Normalisierung ihres erhöhten Blutdrucks berichtet.
- 80 Prozent berichteten über eine Besserung bei Hautproblemen.
- Von 17 Personen, die unter Rücken- und Ischiasschmerzen litten, haben 14 Linderung gefunden.
- Oft wird von einem geschärften Geruchs- und Geschmackssinn berichtet.
- Der Cholesterinspiegel senkte sich während der Kur um durchschnittlich 26 Prozent und hat sich sechs Monate später auf ein niedrigeres Niveau als vor der Kur eingependelt.
- Bei zu hohen Werten sanken der Triglyzeridwert im Durchschnitt um 53 Prozent und der Harnsäurewert um 54 Prozent.
- Der Ferritinanteil, ein Maß für die Eisenreserven im Organismus, ist deutlich gestiegen. Das bedeutet vor allem, dass die Kur nicht zu Blutarmut führt, sondern eher das Gegenteil bewirkt.
- Der Blutzuckerspiegel blieb praktisch unverändert: Die Kur führt also weder zu Hyperglykämie noch zu Hypoglykämie.
- Sechs Monate nach der Traubenkur haben 40 Prozent der Teilnehmer ihre Ernährung umgestellt: Sie essen insgesamt weniger, verbrauchen weniger Zucker, Milchprodukte und Alkohol und verzehren mehr Obst, Gemüse und Getreide.
- Der Nutzen ist am deutlichsten und dauerhaftesten, wenn die Kur mindestens zehn Tage durchgeführt wird.
- Während der ersten Tage der Kur kommt es manchmal zu

»Krisen« wie Reizbarkeit, Kopfschmerzen, Ausschlägen und Juckreiz.

- Lediglich zehn Prozent der Teilnehmer haben ihre Traubenkur als mühselig empfunden und kaum positive Wirkungen festgestellt. Eine Therapie, die nur in zehn Prozent der Fälle versagt, ist äußerst selten!

2

· · · · · · · · ·

Was die Traube Ihrem Organismus schenkt

*Wovon ernährt sich eigentlich dieses Gewächs
des Südens, das keinen Regen kennt und nur von einem dünnen
Wurzelgeflecht gehalten wird? Der Tau in der Nacht,
die Sonne am Tag sind ihr genug …*

Colette, *Prisons et Paradis*

Es versteht sich von selbst, dass eine Obstkur unserem Organismus eine Ruhepause verschaffen kann. Aber warum ausgerechnet Trauben? Ganz einfach, weil sie die ausgewogensten Früchte sind. Sie sind reich an Wasser, Kalorien, Vitaminen, Mineralstoffen, Antioxidantien und anderen bioaktiven Substanzen und enthalten für sich allein alles, was unser Organismus benötigt, ohne während der zehntägigen Kur Schwächezustände zu riskieren. Denn zehn Tage sind notwendig, damit ein kompletter Zyklus von Reinigung und Regeneration ablaufen kann. Es scheint keine andere Frucht zu geben, bei der das ohne Mangelerscheinungen möglich ist.

Die Ananaskur, die einmal sehr in Mode war, hat viele Menschen geschädigt oder zumindest enttäuscht. Denn man hätte sie das ganze Leben lang regelmäßig machen müssen! Dabei drehte sich alles nur um Enzyme, diese kleinen gefräßigen Dinger, die die Folgen Ihrer Exzesse und deren Schlacken an Ihrer Stelle vernichten sollten. Und weil es vor allem Früchte sind, die reich an Enzymen sind – an erster Stelle die Ananas –, musste man sie in großen Mengen verschlingen. Jede noch so kleine Ernährungssünde hatte ihr Gegenmittel und sollte mindestens drei Tage lang mit Ananas vorbereitet und kompensiert werden. Das ganze Jahr hindurch. Offensichtlich hatten sich ihre Verfechter über den Sinn von Kuren getäuscht, die zeitlich begrenzt sein sollten, ebenso wie über die Zusammensetzung der Ananas, deren Enzyme zwar die Proteine angreifen, aber nicht die Fette. Außerdem bekamen die Adepten dieser Diät, die eine Zeit lang ziemlich Furore machte, oft blutende Lippen, denn nach drei Tagen beginnt eine Monokost mit Ananas die Schleimhäute zu reizen; sie kann die Magenwände verbrennen und bei empfindlichen Personen sogar ein Magengeschwür verursachen.

Kuren mit Erdbeeren oder roten Beerenfrüchten, die im Frühling wegen ihrer diuretischen und anregenden Wirkung empfohlen werden, lassen sich nur vier Tage lang durchführen: Da diese Früchte nicht nahrhaft genug sind, würde eine Monokost bei längerer Dauer zu Entkräftung führen. Bananen eignen sich natürlich kaum für eine Obstkur, denn sie sind reich an Kohlenhydraten, und Zitrusfrüchte sind im Allgemeinen zu sauer. Die Traube ist dagegen frei von all diesen Nachteilen und versorgt den Organismus mit einer Fülle nahrhafter und heilender Substanzen.

Zucker, die nicht dick machen

Die Traube hat eine so vollkommene Zusammensetzung für den menschlichen Körper, dass man sie auch als pflanzliche Milch bezeichnet. 100 Gramm Trauben haben einen Brennwert von etwa 70 Kilokalorien; davon stammen 88 Prozent aus Zuckern; drei Prozent aus Proteinen und neun Prozent aus Fetten, die vor allem in Traubenkernen enthalten sind. Bei einem Verzehr von drei Kilogramm pro Tag erhalten Sie also rund 2100 Kilokalorien, und das ist nicht viel weniger als bei normaler Kost. Deshalb kommt es bei dieser Form von Monodiät auch nicht zu Erschöpfung, Schwächezuständen und Heißhunger.

Die Zucker in der Traube setzen sich zusammen aus Fruktose, Glukose und Mannit (Zuckeralkohol/Zuckeraustauschstoff); sie liefern Ihrem Körper den nötigen Brennstoff. In unreifem Zustand enthalten Trauben vor allem Glukose, während in reifem Zustand der Fruktose-Anteil höher ist. Da es sich bei Fruktose – wie auch bei Mannit – um einen Zucker handelt, der insulin-unabhängig verstoffwechselt wird, verhindert dies das wiederholte Absacken in hypoglykämische »Löcher«. Deshalb sind Trauben für Diabetiker geeignet und allen zu empfehlen, die abnehmen möchten. Aus diesem Grund sollte man für eine Kur reife Früchte auswählen.

Fruktose ist auch der Zucker par excellence für Sportler: Durch Zufuhr von Fruktose 45 Minuten vor einem Wettkampf wird es möglich, eine intensive Anstrengung 30 Minuten ohne Hypoglykämie durchzuhalten, während dieselbe Menge Glukose zu Hypoglykämie, zur Steigerung des Glykogenverbrauchs in den Muskeln von der 20. Minute des Wettkampfs an und zu »Glykogenpannen« führt, die plötzliche Müdigkeit verursachen. Deshalb können Sie während einer Traubenkur (mit reifen Früchten!) Sport treiben und sich körperlich verausgaben, ohne Schwächezustände zu riskieren.

Ein Lebensmittel, das die Verdauung aktiviert

Außer Energie zu liefern, die unseren Blutzuckerspiegel nicht erhöht, wirkt Mannit stimulierend auf den Verdauungsapparat. Dieser wird außerdem durch die unverdaulichen Faserstoffe aus Traubenschalen (mit einem Anteil von ein bis zwei Prozent) angeregt, besonders durch wasserlösliche Faserstoffe, Fruchtgummi, Pektine, Polysaccharide und Frukto-Oligosaccharide. Natürlich erfolgt die Ausscheidung auf sanfte Weise, denn die Pektine besänftigen und umhüllen die Schleimhäute, während die Oligosaccaride zur Entwicklung einer harmonischen Darmflora beitragen.

Enzyme für das Immunsystem

Ganze Bakterienkolonien leben im Verdauungskanal, wo sie seine Funktion sichern. Entgegen der landläufigen Vorstellung, die wir mit Wörtern wie »Keime« und »Bakterien« verbinden, sind diese Mikroorganismen nicht durchweg schädlich. Weitaus zahlreicher als die pathogenen Mikroben sind in Wirklichkeit die nützlichen Bakterien. Sie produzieren komplizierte Moleküle, die Enzyme, die dafür sorgen, dass unsere Nahrung in assimilierbare Nährstoffe umgewandelt wird. Eine weitere Aufgabe der Darmbakterien besteht darin, das für den Normalzustand erforderliche saure Milieu aufrechtzuerhalten und die Verdauung zu Ende zu führen. Anders gesagt, ohne eine ordentliche Darmflora ist es unmöglich, Nährstoffe aufzunehmen und zu verwerten. Natürlich unterstützt die Traube die Produktion dieser Enzyme.

Gleichzeitig sollte man auch wissen, dass der Darm unsere erste innere Schutzschranke darstellt. Denn aus diesem Bereich gelangen die Nährstoffe in die Blutbahn, um sich dann im ganzen Organismus auszubreiten. Aber an dieser Stelle besteht auch die Gefahr, dass Mikroben und toxische Substanzen aus der Nahrung in unsere Organe gelangen. Ein Darm, der sich in guter Verfassung befindet und mit einer gesunden Schleimhaut ausgestattet ist, stellt die beste Abwehr gegen schädliche Mikroben und Fremdstoffe dar. Ein Darm, der von einer gesunden, lebendigen Flora dicht besiedelt ist, kann besser mit Infektionen fertig werden.

Lösliche Fasern, die das Herz schützen

Die löslichen Faserstoffe in der Traube haben eine doppelte Schutzwirkung bei Herz-Kreislauf-Erkrankungen: Sie senken den Cholesterinspiegel und regulieren den Blutdruck. Mehrere Studien haben die positiven Wirkungen einer an löslichen Faserstoffen reichen Kost auf rezidive Polypen bei Darmkrebs gezeigt.

Unbedingt zweieinhalb Liter Wasser täglich

Da Trauben zu 80 Prozent aus Wasser bestehen, reichen drei Kilogramm pro Tag aus, um Sie ausreichend mit zweieinhalb Liter Wasser zu versorgen, denn so viel braucht der Körper im Lauf eines Tages für die Atmung, die Erneuerung des Bluts, das Funktionieren der Organe, die Hydratisierung der Haut und der Schleimhaut sowie die Ausscheidung von Schlacken und Giftstoffen mittels Schweiß und Urin.

Vielleicht bestehen wir auf Grund unseres ozeanischen Ursprungs zu 70 Prozent aus Wasser; in diesem Wasser sind alle Mineralsalze, Vitamine, Hormone und Enzyme gelöst, von denen unsere Lebensfunktionen abhängen. Wenn uns Wasser fehlt, gerät unser ganzer Organismus ziemlich schnell aus dem Gleichgewicht. Ein Liter weniger, und schon verlieren wir 20 Prozent an Energie! Jeder, der das Trinken allzu sehr vernachlässigt, muss irgendwann mit fatalen Folgen rechnen. Der Mensch kann es vierzig Tage ohne Essen aushalten, aber nach drei Tagen ohne Flüssigkeit droht uns der Tod.

Die über 40 Liter Wasser, die sich bei 60 Kilogramm Körpergewicht in unserem Körper befinden, müssen täglich durch zweieinhalb Liter ergänzt werden. Davon kommen normalerweise ein Liter aus fester Nahrung und eineinhalb Liter aus Getränken – deshalb gibt es auch Mineralwasserflaschen mit diesem Volumen. Natürlich kann sich der Wasserbedarf je nach den Umständen erhöhen. Hitze, Stress und körperliche Anstrengung führen zu erheblichen Verlusten an Wasser und Vitalstoffen. Ein arbeitender Muskel kann hundertmal mehr Hitze erzeugen als ein Muskel im Ruhezustand; dann wird durch intensivere Atmung mehr Wasserdampf ausgeschieden und so zwei- bis dreimal mehr Wasser verbraucht. Wenn Sie bei heißem Wetter Sport treiben – unabhängig davon, ob das während einer Traubenkur oder bei normaler Ernährung geschieht –, ist es dringend erforderlich, oft und viel zu trinken, um die Risiken der Dehydrierung und Überhitzung zu vermeiden. Man sollte sich auch klar machen, dass Schweißabsonderung nicht immer sichtbar ist, denn Schweiß kann verdunsten, bevor er zu fließen beginnt, und auch die Menschen, die angeblich »nicht schwitzen«, müssen ihre Wasserreserven auffüllen.

Wenn wir nicht genug Flüssigkeit aufnehmen, um unsere Verluste auszugleichen, hat das eine ganze Reihe von mehr oder weniger unangenehmen bis ernsten Folgen. Zuerst kommt es zu Reizbarkeit und einem Nachlassen der Konzentration, der Sehkraft und der Reflexe, was zum Beispiel bei Formel-1-Rennfahrern ganz eindeutig festgestellt wurde. Die Muskelkraft lässt nach, das Blut verdickt sich – und das kann zu schweren Herz-Kreislauf-Störungen führen. Ferner führen Störungen im Mineralstoffhaushalt zu Krämpfen, Muskelschmerzen und Erschöpfung sowie auf längere Sicht auch zu Sehnenentzündungen und Bänderschmerzen.

Wenn Sie über den Tag verteilt drei Kilogramm Weintrauben zu sich nehmen, können Sie ganz sicher sein, Ihre minimale Tagesdosis Wasser zu erhalten. Es steht Ihnen natürlich frei, zusätzlich zu trinken, vor allem wenn Sie sich körperlich betätigen.

Außerdem liefert die Traube nicht nur das nötige Wasser, sondern ihre Zucker sorgen dafür, dass es länger in den Geweben festgehalten wird, während ihre Mineralstoffe und Vitamine ausdauerfördernd wirken und Schmerzen, Krämpfe und Muskelkater verhindern. Besser als Mineralwasser!

Trauben enthalten einen Großteil der essenziellen Mineralstoffe und Spurenelemente und zeichnen sich durch einen hohen Kalium- und Siliziumgehalt aus. Und wir assimilieren die meisten dieser Substanzen weitaus besser, wenn wir sie in flüssiger statt trockener Form aufnehmen. Der große Plus der Trauben ist die Mineralzusammensetzung ihrer intrazellulären Flüssigkeit, die derjenigen unserer Körperflüssigkeiten gleicht und dadurch den Transport von Spurenelementen ins Zellinnere erleichtert. Weil die Pflanzen überdies lebendige Organismen sind, können wir die daraus stammenden regulierenden Substanzen besser assimilieren als synthetisch hergestellte Stoffe, denn schließlich sind wir ja auch Lebewesen.

Kalium für die Ausscheidung und das neuro-muskuläre Gleichgewicht

Im Organismus sorgt Kalium in Verbindung mit Natrium für den Wassertransport durch die Zellwände der Organe und Gewebe zu den Blut- und Lymphgefäßen und umgekehrt. Dieses Element spielt also eine herausragende Rolle, denn es steuert die wichtigen Funktionen der Resorption von Nährstoffen und der Ausscheidung von Giftstoffen, Schlacken und Stoffwechselresten. Unser Körper enthält etwa 300 Milligramm Kalium, aber da es ständig ausgeschieden wird, beläuft sich unser täglicher Bedarf auf drei bis sechs Gramm.

Das mit der Nahrung aufgenommene Kalium wird im Dünndarm resorbiert. Der größte Teil, etwa 90 Prozent, gelangt in die intrazelluläre Flüssigkeit. Das Knochengewebe enthält sieben Prozent, Lymph- und Zwischengewebsflüssigkeit ein Prozent, Binde- und Knorpelgewebe 0,5 Prozent, genauso wie das Blutplasma. 90 Prozent der Kaliumausscheidung erfolgen über die Nieren, der Rest durch den Verdauungskanal und den Schweiß. Normalerweise herrscht ein Gleichgewicht zwischen Kaliumzufuhr und -ausscheidung, aber Kaliummangel ist nicht selten. Er kann durch Durchfälle, Erbrechen und eine Überdosis von Laxativa verursacht werden und sich in Symptomen wie Herzrhythmusstörungen, starker Erschöpfung, Krämpfen oder schweren Beinen äußern. Während der

Traubenkur ist das Risiko eines Kaliumdefizits gleich null, denn 100 Gramm frische Trauben enthalten 250 bis 300 Milligramm Kalium und drei Kilogramm etwa acht Gramm, also genug für unseren täglichen Bedarf.

Außerdem bekämpft die Traube mit ihrem hohen Kaliumgehalt, das zusammen mit Kalzium eine wichtige Rolle bei der Regulierung des Blutdrucks spielt, den Bluthochdruck, und Menschen, die blutdrucksenkende Mittel einnehmen, können ihre Dosis während der Traubenkur verringern.

Silizium gegen Rheuma und Osteoporose

Silizium ist ein essenzielles Spurenelement, das die Einlagerung anderer Mineralstoffe, vor allem des Kalziums, in den Organismus ermöglicht. Es ist am Knochenwachstum, an der Regeneration des Skeletts sowie an der Ausformung der Knorpel und des Bindegewebes beteiligt.

Bei Kindern führt Siliziummangel zu Wachstumsverzögerungen oder -störungen mit Anomalien in Skelett und Bindegewebe. Bei Erwachsenen begünstigen Siliziumdefizite die Arthrose, die Alterung der Haut, die Erschlaffung der Gewebe und die Atherosklerose, jene Verhärtung der Arterien, die an Herzanfällen beteiligt ist. 100 Gramm Trauben enthalten bis zu 0,5 Milligramm Silizium, doch ein größerer Anteil dieses Siliziums versteckt sich in den Kernen und wird deshalb nicht aufgenommen. Der relativ hohe Siliziumanteil könnte zum Teil erklären, warum Traubenkuren bei der Vorbeugung und Therapie von Rheuma und Osteoporose sowie zur Kräftigung von Nägeln und Haaren zu empfehlen ist.

Kalzium für Knochen und Nervensystem

Kalzium ist der wichtigste Mineralstoff für unseren Organismus. Zuerst von der Menge her, da es etwa zwei Prozent des Körpergewichts und ein Viertel des Trockengewichts unserer Knochen ausmacht. 99 Prozent des Kalziums befinden sich in Knochen und Zähnen. Der Rest ist in ionisierter Form in Blut, Lymphe, Plasma und Zellen verteilt. Dabei handelt es sich zwar nur um eine geringe Menge, aber dieser Kalziumanteil muss konstant gehalten werden, um das reibungslose Funktionieren des Nervensystems, der Muskeln und des Herzens zu sichern. Da der Kalziumspiegel die neuro-muskuläre Erregbarkeit regelt, kann ein Mangel zu Krämpfen, Spasmen, Tetanie, Herzrhythmusstörungen, Erschöpfung und Schlafstörungen führen.

Die empfohlene tägliche Zufuhr beträgt 900 Milligramm für Erwachsene (für Schwangere 1200 Milligramm). Nun hat *SU.VI.MAX,* (**SU**pplémantation en **VI**tamines et **M**inéraux **A**ntio**X**idants – eine große epidemiologische Studie zur Wirkung von *Nahrungsergänzung mit Vitaminen und antioxidativen Mineralstoffen* auf Herz-Kreislauf-Krankheiten, Krebs und generelle Morbidität, an 13 000 französischen Freiwilligen seit 1994/95), eine der größten Umfragen der Welt zu Ernährung und Gesundheit, gezeigt, dass 42 Prozent der Männer und 65 Prozent der Frauen nicht genügend Kalzium aufnehmen.

Der Mangel beschleunigt sich bei Personen über dreißig, was mit einem zurückgehenden Milchkonsum zusammenhängt. Frauen nehmen weniger Kalzium auf als Männer, obwohl sie einen größeren Bedarf haben, da bei ihnen ab dem Alter von fünfzig Jahren die Knochenmasse wesentlich schneller abnimmt als bei ihren Partnern. Körperliche Aktivität erhöht den Kalziumbedarf.

Mit einem Kalziumanteil von zehn Milligramm pro 100 Gramm liefern drei Kilogramm Trauben 300–600 Milligramm pro Tag. Das reicht nicht ganz aus, aber für eine Zeit von zehn Tagen besteht kein Risiko eines Mangels, umso mehr, weil das in der Traubenflüssigkeit gelöste Kalzium vollständig assimiliert werden kann.

Magnesium gegen Stress und Müdigkeit

Magnesium ist für die Aktivität der Nerven- und Muskel zellen unerlässlich. Gemeinsam mit Kalzium ist es an allen Vorgängen der Energieübertragung in unserem Organismus beteiligt und reguliert außerdem die Übertragung der Nervenimpulse. Das heißt: Jedes Mal, wenn Sie sich bewegen, Gefühle empfinden oder auf etwas reagieren, brauchen Sie Magnesium. Magnesiummangel ist verantwortlich für so verschiedenartige Störungen wie Nervosität, Müdigkeit, Krämpfe, Magenverstimmung, Verstopfung, Hypertonie und Hypotonie, Immunschwäche, Überempfindlichkeit, Allergien. Es wurde nachgewiesen, dass es in Stresssituationen wie bei körperlichen oder seelischen Schocks, starker Umweltverschmutzung oder Überanstrengung zu erheblichen Magnesiumverlusten kommt. Stress, der zu hohem Energieverlust führt, erhöht auch die Magnesiumverluste. Natürlich ist die stressreduzierende Wirkung dieses Mineralstoffs wohl bekannt, da es bei Müdigkeit und Depression verschrieben wird.

Der Magnesiumbedarf eines (nicht übermäßig gestressten) Erwachsenen liegt bei 330 Milligramm pro Tag. Dieser

Wert wird mit unserer modernen Ernährung selten erreicht, denn sie bevorzugt kalorienarme, fleischreiche oder raffinierte Lebensmittel, die nicht genug Magnesium enthalten. Bei Frauen, die manchmal nur 1500 Kilokalorien am Tag aufnehmen, ist die Magnesiumzufuhr meist unzureichend – nach der Studie *SU.VI.MAX* liegt sie 50 Prozent unter der empfohlenen Menge. Und schon befinden wir uns in einem Teufelskreis: Der quasi permanente Stresszustand unserer Gesellschaft erhöht die Magnesiumverluste und damit den Bedarf, während der relative Magnesiummangel in der Nahrung die negativen Stressfolgen verstärkt.

100 Gramm Trauben enthalten durchschnittlich zehn Milligramm Magnesium und drei Kilogramm 300 Milligramm, also fast die notwendige Menge; außerdem wird Magnesium aus Trauben dank seiner flüssigen isotonischen Form besser resorbiert als aus fester Nahrung wie etwa Schokolade oder Getreide.

Kupfer gegen Infektionen

Kupfer wirkt gegen Infektionen und Fieber, indem es die Bildung von Antikörpern aktiviert und die Vermehrung von Mikroben und Viren bremst. Seine entzündungshemmenden Eigenschaften sind für alle Rheumakranken von Nutzen. Kupfer wirkt außerdem gegen die Alterung der Haut und des Gewebes, denn es ist an der Synthese von Elastin und Kollagen (elastische und faserig-zähe strukturbildende Proteinketten in den Körpergeweben) beteiligt. Gemeinsam mit Zink ist es unerlässlich für das Funktionieren des antioxidativen Enzyms S.O.D. (**S**uper**O**xid**D**ismutase, Hämocuprein). Nebenbei sei vermerkt, dass eine zu kalziumreiche Kost Kupfermangel hervorrufen kann, weil die beiden Elemente gegenseitig die Resorption behindern. Die empfohlene Kupferzufuhr pro Tag beträgt 2,5 Milligramm, und so viel ist etwa in drei Kilogramm Trauben enthalten. Kupfer trägt so zur immunstärkenden und antioxidativen Wirkung einer Traubenkur bei.

B-Vitamine zum Muskel- und Gewebeaufbau

Die Vitamine der B-Gruppe sind biochemische Katalysatoren, die zur Bildung organischer Enzyme benötigt werden und deshalb für die Vitalität der Zellen unerlässlich sind. Ihnen gemeinsam ist auch eine Beteiligung am Zuckerstoffwechsel, der für die Nervenzellen von entscheidender Bedeutung ist. Sie sind notwendig für die Verdauung, das muskuläre Gleichgewicht, Haut, Haare und Nervensystem. Die Traube enthält einen ordentlichen Tagesbedarf bei den meisten dieser Vitamine mehr oder weniger gut, besonders bei den zwei wichtigsten, B_1 und B_6. Vitamin B_1 spielt eine wichtige Rolle im Zucker-, Fett- und Eiweißstoffwechsel. Ohne Vitamin B_1 findet keine ordentliche Verdauung statt. Es ist jedoch sehr empfindlich, besonders gegen Hitze, und verschwindet bei Temperaturen über 120 Grad Celsius völlig. Es muss also aus rohen Lebensmitteln bezogen werden. 100 Gramm frische Trauben enthalten 0,04–0,1 Milligramm Vitamin B_1; das sind 1,2-3,0 Milligramm in drei Kilogramm, was unseren Tagesbedarf deckt, der auf 1,3 Milligramm für Frauen und 1,5 Milligramm für Männer geschätzt wird.

Als Koenzym für eine große Zahl von Enzymen ist Vitamin B_6 an mehreren lebenswichtigen Funktionen beteiligt. Weil es die Assimilierung von Magnesium verbessert, wird es oft Magnesiumpräparaten beigemischt. Ein Mangel an Vitamin B_6 äußert sich in Haarausfall, Akne, Dermatosen, Bindehautentzündung, Müdigkeit, Nervosität und Gedächtnisstörungen. Bei Frauen, die die Pille nehmen und bei denen sich Symptome von Angst und Depression zeigen, bringt die Verschreibung von Vitamin B_6 in der Hälfte der Fälle eine deutliche Besserung. Weitere Erfolge mit diesem Vitamin wurden bei der Linderung des prämenstruellen Syndroms (PMS) erzielt.

100 Gramm Trauben liefern bis zu 0,1 Milligramm Vitamin B_6, bei drei Kilogramm wären das drei Milligramm, und das deckt unseren Tagesbedarf von zwei Milligramm und trägt unter anderem zur Aktivierung des Haarwuchses und Besserung der Laune (!) während und nach der Traubenkur bei.

Vitamin C für Tonus und Immunabwehr und gegen das Altern

Vitamin C, das Tonus-Vitamin, ist lebenswichtig, weil unser Organismus es weder selbst produzieren noch speichern kann. Durch Stimulierung der Nebennieren stärkt es die natürlichen Abwehrmechanismen des Körpers. Außerdem verfügt es über antioxidative Eigenschaften, die bei der Vorbeugung von Herz-Kreislauf-Erkrankungen, Krebs und Alterung eine bedeutende Rolle spielen. Es hilft dem Atemapparat, sich vor Luftverschmutzung zu schützen; das zeigt sich daran, dass Raucher einen sechsfach höheren Vitamin-C-Bedarf haben. Im Inneren der Augen ist seine Konzentration dreißigmal höher als in anderen Körpergeweben; deshalb wird sein Mangel mit dem Auftreten von grauem Star in Verbindung gebracht.

Die empfohlene tägliche Aufnahme liegt bei 80 Milligramm; 100 Gramm Trauben enthalten zwischen zwei und sieben Milligramm, das sind bis zu 210 Milligramm bei drei Kilogramm. Für Menschen, die zu häufiger Erkältung, Angina oder Ohrentzündung neigen und den ganzen Winter hindurch stark verschnupft sind, dürfte eine Traubenkur im Herbst überaus nützlich sein.

Vitamin E als Antioxidans und für das hormonale Gleichgewicht

Vitamin E wurde lange Zeit als Fruchtbarkeitsvitamin bezeichnet, da es essenziell für die Fortpflanzungsfunktion ist, wie es auch seine wissenschaftliche Bezeichnung ausdrückt: *Tocopherol*, von Griechisch *tocos* »Nachwuchs« und *phero* »tragen«. Vitamin E gilt heute als kraftvolles Antioxidans. Unter den verschiedenen Vitaminen und Spurenelementen, die an der Abwehr freier Radikale beteiligt sind, spielt es eine herausragende Rolle. Seine Schutzfunktion für die Lipoidmembran der Zellen wird von der Kosmetikindustrie in großem Umfang ausgenutzt, denn es ist Bestandteil aller Anti-Aging-Cremes und -Gels. Die Mediziner verschreiben Vitamin E zur Vorbeugung von Herzanfällen, da es die gefährliche Oxidierung von LDL-Cholesterin verhindert. Es wird auch Sportlern empfohlen, denn es mindert Ermüdungserscheinungen und verbessert die körperliche Leistungsfähigkeit. Die Nahrungsmittelindustrie verwendet es als Konservierungsmittel.

Da Vitamin E eine fettlösliche Substanz ist, findet es sich in Ölen und Fetten. Traubenkerne enthalten 0,7 Milligramm bei 100 Gramm Früchten. Unser Tagesbedarf wird mit 12 Milligramm angegeben und drei Kilogramm liefern uns 21 Milligramm – unter der Voraussetzung, dass wir alle Traubenkerne fleißig knacken und kauen.

Außer den diuretischen, reinigenden und immunstärkenden Wirkungen, die alle Inhaltsstoffe gemeinsam ausüben, erklären sich die enormen Schutzwirkungen der Traube aus ihrem außerordentlich hohen Gehalt an Polyphenolen, um die es im folgenden Kapitel geht.

Rosinen – ein wasserarmes, konzentriertes Lebensmittel

Beim Trocknen unter Einwirkung von Wärme oder Sonnenlicht konzentrieren sich in den Rosinen die Zucker, die Mineralstoffe, die Spurenelemente und die Faserstoffe der frischen Trauben. Aber es wäre unmöglich, eine Rosinenkur zu machen, denn mit einem Wasseranteil von ungefähr 20 Prozent fehlt ihnen vor allem das Element, das für alle Ausleitungs- und Ausscheidungsvorgänge notwendig ist. Wenn Sie während einer Traubenkur Rosinen essen, binden Sie dadurch die Flüssigkeit aus den frischen Trauben und beeinträchtigen so die erwünschten Wirkungen. Durch ihren extrem hohen Zuckergehalt haben 100 Gramm Rosinen einen Brennwert von 250–280 Kilokalorien; das würde die Energiezufuhr in beträchtlichem Maße erhöhen und die Gewichtsreduktion verhindern. Außerdem enthalten Rosinen nur wenig Vitamin C.

Die einzige Gelegenheit, bei der Sie Rosinen verwenden könnten, ist der Sport. Da Rosinen besser zu transportieren sind als frische Trauben, kann ein Beutelchen in Ihrer Tasche Sie vor einem eventuellen Schwächeanfall bewahren, wenn die körperlichen Anstrengungen zu groß werden sollten. Dabei dürfen Sie natürlich nicht vergessen, reichlich zu trinken!

Dagegen wird die Rosine zur einer Delikatesse, voll von nützlichen Nährstoffen, wenn Sie sie nach der Traubenkur das ganze Jahr über in Maßen verzehren, für sich allein oder in Gerichten, Gebäcken und Nachspeisen. Naturheilpraktiker empfehlen sie bei Husten, Bronchitis und Halsschmerzen ebenso wie bei Leberbeschwerden und Verstopfung. Außerdem haben Rosinen einen relativ hohen Eisenanteil – bis zu drei Milligramm auf 100 Gramm; das entspricht etwa der empfohlenen Tagesmenge. Das dürfte für Frauen, Kinder und Sportler interessant sein, da ihnen dieser Mineralstoff oft mangelt. Aber achten Sie beim Einkauf darauf, ungeschwefelte, sonnengetrocknete Früchte (ohne Konservierungsmittel) auszuwählen.

Inhaltsstoffe von Trauben, Traubenprodukten und -bestandteilen

(Mengenangaben bezogen auf 100 Gramm)

Ferner enthalten Trauben Hunderte von *sekundären Pflanzeninhaltsstoffen* (bioaktiven Substanzen), darunter: über 200 *Aromaverbindungen* (im µg-Bereich) und *Polyphenole:*

in dunklen Trauben insgesamt	150–300 mg
in hellen Sorten	40 mg
davon Resveratrol	5–10 mg
OPC (in Kernen)	1–2 g

* zusammengestellt auf der Grundlage der neuesten Auflage des Standardwerks der Lebensmittelanalyse: *Souci-Fachmann-Kraut, Food Composition and Nutrition Tables, Stuttgart 2000/6*

Inhaltsstoffe		Tafel-trauben	Rosinen	Trauben-saft	Trauben-schalen	Trauben-kerne
Brennwert	(kcal)	65–75	240–280	65–75		
Wasser	(g)	77–85	13–24	80–84	65	30
Proteine/ Aminosäuren	(g)	0,5–0,9	1–2,6	0,1–0,3		
Fett/Fettsäuren	(g)	0,12–0,7	0,5–13			7,5–20
Kohlenhydrate insgesamt	(g)	15–20	57–68	17–18,5	32	
Glukose		4–9	27–37	8		
Fruktose		4–9	28–36	8		
Saccharose		0,2–1,5	0,5–1,9	0,05–0,4		
Pektin		0,2–0,35		0,2		
Sorbit		0,2	0,9			
Fruchtsäuren insgesamt	(g)	400–1500	4000–5000	500–1500	400	750
Apfelsäure		100–650	1500–2300	250–700		
Weinsäure		250–700	2300	200–700		
Zitronensäure		25–50	100	15–50		
Oxalsäure		8	25	15–40		
Chlorogensäure		13				
Salyzilsäure		1,5	6,7	0,5		
Faserstoffe	(g)	1,5–2	5,2–6,8			
Mineralstoffe insgesamt	(g)	400–600	750–1300	140–270	2000	1800
Kalium	K	140–320	640–875	110–200		
Kalzium	Ca	4–21	30–80	8–24		
Magnesium	Mg	6–15	15–40	4–12		
Natrium	Na	0,5–3	10–50	1–4,5		
Phosphor	P	13–0	35–130	7–23		
Chlor	Cl	2	10	2–6		
Schwefel	S	7–9	20–40			

Inhaltsstoffe		Tafeltrauben	Rosinen	Traubensaft	Traubenschalen	Traubenkerne
Spurenelemente	(µg)					
Eisen	Fe		270–700	300–2700	300–650	
Zink	Zn		35–110	100–250	40	
Mangan	Mn		40–90	450	30–60	
Kupfer	Cu		35–110	100–370	9–100	
Nickel	Ni		1–8		4,5	
Selen	Se	0–20	7,5	0,6		
Chrom	Cr	2		3		
Fluor	F	10–16	62	8–11		
Jod	J	0,7–1		0,5		
Silizium	Si	100–500				
Vitamine	(µg)					
β-Carotin		10–50	30	Spuren		
Vitamin C		2000–7000	1000–2000	800–3000		
B_1		30–60	80–150	10–40		
B_2		10–40	30–100	3–50		
B_6		40–100	110–300	10–40		
Niacin		150–300	150–500	150–200		
Panthothensäure		50–80	100	40–75		
Biotin		0,3–2	0,3	1–1,5		
Folsäure		4,5–6	4	0,2–3		
Tocopherole (Vit. E)		900				700

3

Die Polyphenole – eine wahre Abwehrarmee

Die Abwehrkräfte der Rebe zu aktivieren,
um ihre Früchte mit nützlichen Substanzen für die Gesundheit
anzureichern – dies sind unsere Ziele zum Wohle der Umwelt
und des Verbrauchers.
Wein- und Weinbauindustrie der Pharmazeutischen
Fakultät an der Universität Montpellier

Die Polyphenole sind eine große Familie von biochemischen Verbindungen mit vielfältigen Strukturen. Darunter gibt es einfach gebaute Moleküle wie zum Beispiel die Kaffeesäure. Bei anderen Derivaten, wie der Salizylsäure des Aspirins, lagert sich Chinasäure an diese Struktur an. Ferner gehören zu den Polyphenolen komplexere Verbindungen wie die Flavonoide, die in der Pflanzenwelt für gelbe Farbe sorgen, und die Anthocyane, deren Farbe von blau bis rot variiert, je nach dem pH-Wert des Milieus und der Komplexbindung mit anderen Ionen wie Eisen. Tannine (Gerbstoffe) sind polymerisierte Verbindungen aus Flavonoiden und Anthocyanen.

Bei den Pflanzen erfüllen die Polyphenole verschiedene Aufgaben: Als Farbstoffe in den Blüten locken sie die Insekten zur Befruchtung an. Sie schützen die Pflanzen vor aggressiven Umwelteinflüssen: vor Wasser, Hitze und UV-Strahlung. Ihr herber Geschmack vertreibt die Pflanzenfresser, und sie wehren Mikroorganismen ab, in ähnlicher Weise wie beim Menschen die Antibiotika.

Resveratrol, der Schutzschild der Trauben

Sobald der Rebstock die Mikropilze registriert, die Krankheiten wie den echten Rebenmehltau, den falschen Mehltau und den Grauschimmel verursachen, produziert er spezifische Polyphenole, um die Parasiten von Blattwerk und Früchten fern zu halten. *Resveratrol* ist die bekannteste unter diesen Substanzen. Während es in »friedlichen Zeiten« in Blättern und Haut völlig abwesend ist, erreicht es seine höchste Konzentration 24 bis 48 Stunden nach Beginn des Befalls durch den Grauschimmel *Botrytis*. Deshalb sollte die Rebe leicht »gestresst« sein, damit sich größere Mengen dieses Polyphenols bilden. Doch wenn die Aggression massiv ist, erzeugt dieser Parasit ein Enzym, das Resveratrol zerstört. Bestimmte Arbeitstechniken – wie z. B. das Abblatten – erzeugen einen Stress, der zu einer erhöhten Konzentration dieses Polyphenols führt. Da Trauben aus biologischem Anbau einen größeren Resveratrol-Gehalt aufzuweisen scheinen, sollten wir diese vorziehen.

Je nach Land schwankt der Konsum von Polyphenolen: von täglich sechs Milligramm in Finnland, wo die Zufuhr meist in Form von Gemüse und Obst erfolgt, bis zu 64 Milligramm in Japan, die vor allem aus dem grünen Tee stammen. In Frankreich wird die tägliche Aufnahme von Polyphenolen in der Nahrung im Durchschnitt auf 25 Milligramm geschätzt.

Wenn wir uns klar machen, dass der durchschnittliche Polyphenolgehalt für ein Kilogramm dunkle Trauben 2500 Milligramm und für helle Trauben 400 Milligramm beträgt, bedeutet dies, dass wir bei einer Traubenkur eine unglaubliche Menge an Polyphenolen aufnehmen!

Die Resorption der Polyphenole erfolgt im Dünndarm, nach Einwirkung der Bakterien auf den Verdauungskanal. Die Resorptionsrate schwankt zwischen vier Prozent und 58 Prozent je nach untersuchter Substanz und Fettlöslichkeit. Polyphenole gelangen rasch in die Blutbahn, von wo aus sie in die verschiedenen Organe und Gewebe verteilt werden. Das erklärt ihre Schutzwirkung für das gesamte Kreislaufsystem. Ihre Ausscheidung erfolgt über Urin und Galle.

Im menschlichen Organismus sind Polyphenole auf verschiedenen Ebenen aktiv. Sie schützen die Gewebe vor Oxi-

---

Warum wir Traubenschalen und -kerne essen sollten

In den Untersuchungen zu den »Nutzwirkungen« des Weins (in Maßen getrunken) für die Gefäßwände wurde festgestellt, dass nur der Rotwein eine Schutzwirkung ausübt. Warum? Weil er zehn- bis zwanzigmal mehr Polyphenole als Weißwein (je nach Lage und Jahrgang) enthält. Denn beim Keltern von roten Trauben zerquetscht man die Schalen, während sie beim Weißwein weggeworfen werden. Ebenso beim Traubensaft, der ohne die Schalen gepresst wird. Ferner hat man nachgewiesen, dass der Rotwein beim Altern seine gesundheitsfördernden Eigenschaften verliert. Denn die berühmten Polyphenole, die der Rebe ihre Schutzwirkung gegen Herz-Kreislauf-Erkrankungen, Krebs und Alterung verleihen, befinden sich in den Schalen und den Kernen der frischen Frucht.

dation. Sie neutralisieren toxische Metalle wie z. B. einen Eisenüberschuss. Indem sie die Aktivität bestimmter Enzyme modulieren, wirken sie Entzündungen, Schmerzen, Muskelkater usw. und kanzerogen Stoffen entgegen, reparieren die Mutationen der DNS (Verringerung des Krebsrisikos!) und regulieren den Blutdruck.

Antioxidative Polyphenole gegen freie Radikale

Ohne Sauerstoff können wir nicht leben, aber wie Dr. Carol Johnson von der *Arizona University* erklärt: »Obwohl Sauerstoff für die Atmung des Menschen unerlässlich ist, ist er doch hochgradig giftig.« Warum? Bei der Zellatmung wird Sauerstoff (O_2) normalerweise in Anwesenheit von Wasserstoff (H_2) reduziert, um sich in Wasser (H_2O) oder mit Kohlenstoff in Kohlensäure (CO_2) zu verwandeln. Für die in der Nahrung zugeführten Zucker und Fette ist diese Reaktion mit Sauerstoff erforderlich, um diese in Energie umzuwandeln. Während dieser Reaktionen wird eines der beiden Elektronen des Sauerstoffmoleküls freigesetzt, und wie alle Alleinstehenden sucht dieses Elektron nur eines: einen Partner! Als nunmehr freies und instabiles Radikal klaut es den Molekülen, auf die es stößt, andere Elektronen und löst äußerst destruktive Kettenreaktionen in den lebenden Zellen aus. Wie wir wissen, kann Wasserstoff(su)peroxid (H_2O_2) zum Blondieren der Haare benutzt werden. Diese Flüssigkeit enthält freie Elektronen aus Sauerstoff. Wie das oxigenisierte Wasser, die Sonne und das Meerwasser, die unsere Haare durch Oxidationsvorgänge entfärben, so greifen die freien Radikale unsere Zellen an, um uns sozusagen innerlich zu oxidieren.

Die Forschungen der letzten Jahrzehnte erklären diese »großen weißen Haie« zu einer der Hauptursachen für den Alterungsvorgang. Krebs, Arteriosklerose, Herz-Kreislauf-Erkrankungen, grauer Star, Altersblindheit, Alzheimer, Rheumatismus, Faltenbildung, Erschlaffung der Haut und der Abbau des Immunsystems sollen in engem Zusammenhang mit einem Ungleichgewicht zwischen der Entstehung von freien Radikalen und den antioxidativen Schutzmechanismen des Organismus stehen.

Die Abwehr gegen die »oxidativen« freien Radikale erfolgt durch eine ganze Reihe von »antioxidativen« Substanzen, die wir hauptsächlich aus der Nahrung, besonders aus Gemüse und frischem Obst, beziehen. Das funktioniert unter der Voraussetzung, dass wir nicht unter Defiziten leiden. Doch in der modernen Welt vervielfachen sich die Oxidationsvorgänge durch Umweltverschmutzung, Tabakrauch, künstliche Bräunung, ionisierende Strahlung, Stress und unkontrollierte Verwendung von Chemikalien, während die unausgewogene Ernährung und die niedrige Nährstoffdichte unserer Mahlzeiten uns nicht die adäquate Menge an Antioxidantien liefern. Sogar die allopathische Medizin trägt zu derartigen Aggressionen bei, denn man vermutet, dass bei Personen über 60 die Polimedikation zu einer Hauptursache für Zellschäden wird.

Deshalb empfehlen uns Ernährungsberater und Ärzte, den Konsum von Lebensmitteln zu steigern, die reich an Antioxidantien wie Vitamin E, Vitamin C, Carotinoiden, Magnesium, Selen, Zink, Flavonoiden und vor allem Polyphenole sind. Letztere sind besonders reichlich in (dunklen) Trauben vorhanden. Ihre starken Wirkungen wurden in zahlreichen Untersuchungen erforscht, bei der sowohl die Frucht, ihr Saft und ihre Extrakte als auch Rotwein, Weißwein und alkohol-

freier Wein analysiert wurden. Alle Ergebnisse stimmen darin
überein, dass die antioxidativen Eigenschaften der Traube in
Schalen und Kernen konzentriert sind und der Alkoholge-
halt nichts damit zu tun hat. Der gesamte Polyphenolanteil ist
in dunklen Trauben deutlich höher als in hellen (siehe Trau-
bentabelle am Ende von Kapitel 2) und Kerne haben mit 2700
bis 3500 Milligramm pro Kilogramm den höchsten Polyphe-
nol-Gehalt.

Polyphenole gegen Herz- und Gefäßkrankheiten

Die Biochemiker haben nachgewiesen, dass Polyphenole die
Oxidation des »schlechten« LDL-Cholesterins besser blockieren als alle andere Antioxidantien. LDL-Lipoproteine von
niedriger Dichte transportieren das in der Leber produzierte
Cholesterin zu den Organen. In oxidiertem Zustand gelangen
sie nicht mehr in die Zellen und entladen ihr Cholesterin kon-
tinuierlich in den Arterien. Bald sind die Makrophagen – die
Blutzellen, deren Aufgabe die Reinigung der Arterien ist –
überlastet, dringen in die Gefäßwände ein und bilden einen
fettigen Wulst, die atherosklerotische Plaque, die zur Verhärtung und Verengung der Arterien führt und somit am Beginn von Herzinfarkten und Gehirnschlägen steht. Michel
Bourzeix, ein Forscher am *INRA (Institut National de Recherche Agronomique)* in Narbonne, hat bewiesen, dass »das Po-
tenzial der Traubenpolyphenole zur Verhinderung der Oxidation von LDL tausendmal stärker als das von Vitamin E
ist«. Die verschiedenen Polyphenole in Trauben wirken dabei
synergetisch zusammen, wobei ihre Gesamtwirkung bedeutender als die Summe der Einzelwirkungen ist. Da sieht man

doch, dass es eine Traubenkur möglich macht, Abwehrkräfte für einen ganzen Winter zu sammeln!

Polyphenole verhindern die Bildung von Thrombosen

Die atherosklerotische Plaque ist nicht allein verantwortlich für den Herzinfarkt. Damit es zum Zerreißen des Herzmuskels kommt, muss ein Gerinnsel in der verengten Arterie stecken bleiben. Dieses Phänomen, die so genannte Thrombose, hängt von den Blutplättchen ab – den Zellen, die für die Koagulation verantwortlich sind. Im Normalzustand kleben sie aneinander und scharen sich zusammen, um bei Wunden Narben zu bilden. Aber bei Bluthochdruck und Diabetes oder unter Einwirkung von Nikotin, Müdigkeit und Stress können sie panisch reagieren, ohne ersichtlichen Grund verklumpen und Gerinnsel bilden. 1996 hat eine kanadische Studie gezeigt, dass Traubensaft die anomale Aggregation der Blutplättchen verhindert, während Rotwein dabei weniger aktiv ist und Weißwein keine Wirkung hat.[*]

Im Januar 2000 hat man in der kardiologischen Abteilung der *Madison University* nachgewiesen, dass – trotz ihres hohen Gehalts an Polyphenolen – weder Orangensaft noch Grapefruitsaft die Verklumpung reduzieren.[**]

Trauben wären damit die beste Frucht, um Herz- und Gefäßkrankheiten auf allen Ebenen zu bekämpfen.

---

[*] Pace-Asciak u.a., *Wines und grape juices as modulators of platelet aggregation in healthy human subjects,* Clin Chim Acat, 1996, March 15, 246 (1-2): 163-82

[**] Keevil u. a., *Grape juice but not orange juice or grapefruit juice inhibits platelet aggregation,* J Nutr 2000 Jan; 130 (1): 53-6

Polyphenole erweitern die Gefäße

Die Forschung hat auch nachgewiesen, dass Polyphenole und Tannine aus Früchten Arterien und Gefäße lockern und so den Blutkreislauf und das Herz anregen. Am 12. Oktober 1998 wurde der Nobelpreis für Medizin den drei amerikanischen Pharmakologen Robert Furchgott, Luis Ignarro und Ferid Murad verliehen für die Entdeckung der Rolle, die Stickstoffmonoxid (NO) als biochemischer Katalysator für Gefäße und Herz in Biologie und Medizin spielt. In den Sechzigerjahren erforschte Robert Furchgott, welche molekularen Ursachen es den Blutgefäßen erlauben, sich auszudehnen oder zusammenzuziehen. Einem ziemlich angeheiterten polnischen Studenten unterlief im Labor einmal der glückliche Fehlgriff, der es dem Forscher ermöglichte, einer unbekannten Substanz auf die Spur zu kommen. Diese Substanz, die im Gewebe an der Innenwand der Gefäße gebildet wurde, löste Ausdehnung und Entspannung aus. Nachdem sie EDRF *(endothelium derived relaxing factor)* getauft worden war, blieb sie jedoch immer noch geheimnisvoll. Zahlreiche Forscherteams versuchten vergeblich, sie zu isolieren. Gleichzeitig untersuchte Ferid Murad, ein Pharmakologe der *Abbott Laboratories*, die Rolle des Nitroglyzerins bei der Behandlung von Herzanfällen, mit dem Ziel, weniger gefährliche und wirksamere Substanzen zu finden. Er entdeckte, dass Nitroglyzerin und seine Derivate an sich unwirksam sind, aber eine Gefäßerweiterung auslösen, weil sie in Stickstoffmonoxid umgewandelt werden. »Dass ein Gas wie Stickstoffmonoxid, nichts weiter als ein simpler Schadstoff in der Luft und ein Nebenprodukt der Stickstoffverbrennung, so wichtige Funktionen im Körper haben kann, war wirklich sensationell«, erklärte Luis Ignarro, einer der drei späteren Nobelpreisträger. Es dauerte nicht lange, bis sie eine Verbindung zwischen *EDRF* und NO herstellten: Stickstoffmonoxid wirkt als Auslöser für die muskuläre Entspannung der Blutgefäße.

Und was hat dies mit Trauben zu tun? Die Polyphenole. An der *Université Louis-Pasteur* in Straßburg hatte man bereits die gefäßerweiternden Wirkungen bestimmter Polyphenolverbindungen im Rotwein beschrieben. Die Forschungen der drei Nobelpreisträger haben den Schluss ermöglicht, dass diese heilsame Entspannung nicht mit den antioxidativen Eigenschaften der Polyphenole zusammenhängt, sondern dass der Extrakt von Wein oder Trauben die gefährlichen Spasmen der Blutgefäße verhindert, indem er die Produktion von NO direkt anregt.

Als Mittel gegen Oxidationsvorgänge, zur Verbesserung des Kreislaufs, zur Verflüssigung des Bluts und zur arteriellen Entspannung zeigten die Polyphenole in der Traube schon genügend wunderbare Eigenschaften, um die Kardiologen und die Forscher in den Pharmalaboren zu begeistern. Und diese machten sich auch bald daran, Medikamente auf der Basis von Traubenextrakten zu entwickeln. Doch das war noch nicht alles.

Polyphenole gegen Krebs?

Während sich zahlreiche Studien mit der krebsverhindernden Wirkung der Polyphenole in Tee und Obst im Allgemeinen befassten, haben nur wenige Untersuchungen die spezifischen Wirkungen der Traube auf diesem Gebiet nachgewiesen. Natürlich hatte man bereits festgestellt, dass Völker, die regelmäßig in Maßen Rotwein konsumieren, besser geschützt sind, und in Laborexperimenten an Tieren oder Zellkulturen hat man die tumorhemmenden Wirkungen der Traube festgestellt.

1996 hat Professor Andrew Clifford von der *Davis University* dem Futter krebsgefährdeter Labormäuse einen Extrakt aus alkoholfreiem Wein zugegeben: 80 Prozent jener Mäuse lebten länger, als man eigentlich erwartet hatte. 1997 beobachtete der amerikanische Forscher John Pezzuto *in vitro*, dass Traubenextrakt DNS-Mutationen, also den Ausgangspunkt der Tumorbildung, verhindert. Außerdem hemmt er die beiden Enzyme, die eine anomale Vermehrung stimulieren. Folglich blockieren Traubenextrakte die Hauptstufen der Kanzerogenese, sowohl am Anfang als auch bei der Bildung und dem Wachstum von Tumoren. Damit ist der Weg frei für Untersuchungen am Menschen.

Traubenextrakt fürs Immunsystem und gegen Viren, Karies und Heuschnupfen

Bekanntlich stärkt die Frucht des Weinstocks die Immunabwehr des Organismus. 1999 wies man in einer italienischen Studie nach, dass Traubenpolyphenole bei einem normalen Konsum dieser Früchte, wichtige Faktoren bei den Immunreaktionen sind, die gegen Infektionen, Entzündungen und Krebs kämpfen.

Die Forscher schlugen vor, Traubenextrakte bei der medizinischen Behandlung dieser Krankheiten einzusetzen. Finnische Forscher haben entdeckt, dass Traubenkernextrakte vor Heuschnupfen schützen. In Japan wurden schon mehrere Diplomarbeiten eingereicht, in denen die Wirksamkeit dieser Substanzen gegen die Bildung von Zahnplaque und -karies nachgewiesen wurde.

Erstaunliche Effekte

In Südfrankreich wurde eine epidemiologische Studie an Menschen über 65 durchgeführt, die als einziges alkoholisches Getränk regelmäßig Rotwein trinken. Dabei wurde festgestellt, dass sich bei Personen, die täglich zwischen 250 und 500 Milliliter trinken, das Risiko von Altersdemenz um 80 Prozent und das von Alzheimer um 75 Prozent verringert. Auch in diesen Fällen scheint es den antioxidativen Wirkstoffen des Weins zu gelingen, die Degeneration der Neuronen zu bremsen. Die naturheilkundlichen Ärzte wissen bereits um die Wirkung der Traube bei der Vorbeugung von Rheuma, Arthritis, Arthrose und multipler Sklerose, doch es müssen noch wissenschaftliche Nachweise erbracht werden. Sicherlich werden Wissenschaftler im Dienst der Weinindustrie uns demnächst den Beweis dafür liefern, dass der Wein auch dazu in der Lage ist …

4

Großputz im Herbst

Die Mikrobe ist nichts, das Terrain ist alles.
Claude Bernard
(französischer Physiologe, 1813–1878)

Wie wir wissen, können wir bei einer Traubenkur unsere Reserven mit schützenden, erneuernden und stärkenden Elementen auffüllen. Aber das ist nicht ihr einziger Nutzen. Wie beim Fasten werden auch alle Verdauungs- und Ausscheidungsorgane regeneriert. Eine Traubenkur wird Ihren Organismus gründlicher reinigen als eine Fastenkur. Bringen Sie nicht mindestens einmal im Jahr Ihr Auto in die Werkstatt, um das Öl wechseln, die Ölfilter austauschen, die Zündkerzen reinigen und das Kühlsystem erneuern zu lassen? Und machen Sie sich nicht im Frühling oder im Herbst in Ihren vier Wänden daran, Vorhänge und Bilder abzuhängen, die Teppiche ins Freie zu tragen, Regale und Schränke zu leeren, um Möbel und Nippes vom Staub zu befreien? Ist Ihnen jemals in den Sinn gekommen, dass Ihr Organismus – mehr noch als irgendwelche toten Gegenstände – der regelmäßigen Wartung bedarf? Nicht nur aus hygienischen Gründen, sondern auch um der Seele etwas Gutes zu tun, fordern die großen spirituellen Traditionen uns auf, jedes Jahr für ein paar Wochen auf Fleisch, Alkohol, Süßigkeiten und Festmahle, also auf jegliche Art von schwerer Nahrung, zu verzichten. Aber nicht alle Menschen folgen diesen Gebräuchen. Eine Traubenkur kann als Fastenzeit für Körper und Seele gelten, mit dem Vorteil, von religiösen Bezügen losgelöst zu sein und aus freien Stücken gewählt zu werden.

Ausleitung, ein therapeutischer Akt

Bei der Ausleitung (Drainage) wird der Organismus saniert, indem bestimmte Körperflüssigkeiten abgeleitet werden. In eine Wunde oder einen Abszess legt der Chirurg einen Drain, durch den Eiter und Absonderungen, die Infektionen verursachen könnten, abfließen können. In der Naturheilkunde ist Ausleitung ein vollwertiges therapeutisches Verfahren und ein notwendiger Bestandteil einer ganzheitlichen Behandlung. Dr. Nebel, ein Schweizer Homöopath, hat das Wort geprägt und den Begriff der *Drainage der Ausscheidungsorgane* definiert. Dabei handelt es sich darum, Pflanzen und homöopathische Mittel einzusetzen, um die Ausscheidungsorgane – Dünndarm und Dickdarm, Nieren und Harnwege, Leber und Galle, Bauchspeicheldrüse, Lungen und Haut – anzuregen und zu reinigen. In den Worten von Dr. Lapraz, einem der großen Experten der wissenschaftlichen Phytotherapie, der auch die Traubenkur bei der Behandlung zahlreicher Beschwerden empfiehlt: »Allein die Tatsache, möglichst viele exogene Aggressoren, ob sie nun aus Medikamenten oder aus Nahrungsmitteln stammen, durch Substanzen zu ersetzen, welche die Kapazität der wesentlichen Ausscheidungsorgane deutlich zu steigern vermögen, verschafft polytoxisch belasteten Personen eine Erleichterung, die sie nie zuvor oder schon seit Jahren nicht mehr gekannt haben.«

Für diesen Arzt ist die Ausleitung unverzichtbar, um den Patienten zu einem akzeptablen Zustand zu verhelfen, auch wenn man ihr Grundgleichgewicht damit nicht modifizieren kann, und ebenso für die Gesunden, deren inneres Gleichgewicht sie stützen und erneuern wird, und noch mehr für die Personen, die keine Ahnung von Gesundheitsvorsorge haben. Auf diese Idee werde ich mich beziehen, um Ihnen die therapeutische Tragweite der Traubenkur und die Gründe, warum sie bei der Behandlung ernsthafter Krankheiten von Nutzen sein kann, zu erklären.

Natürliche Reinigung und Stärkung der Abwehrkräfte

Die Ausleitung löst eine Aktivität aus, die die einfache Funktion der Ausscheidung bestimmter Abfälle übersteigt, indem sie das Funktionieren der Reinigungsorgane anregt. Weil die Traubenkur den ganzen Organismus dazu bringt, sein Funktionieren über die spontanen Grenzen hinaus zu steigern, versetzt sie ihn in die Lage, sich sowohl einer unvorgesehenen massiven Attacke zu stellen als auch einer Serie von Mini-Aggressionen, die seine Abwehrkräfte mit der Zeit untergraben. Wenn Sie alljährlich im Herbst eine Traubenkur machen, kann sich Ihr Organismus immer besser verteidigen und Ihre Gesundheit weiter festigen.

Indem die Traubenkur es den Organen ermöglicht, die überflüssigen Ablagerungen auf freiwillige und aktive Weise auszuscheiden, hat sie eine starke ausleitende Wirkung auf alle Ausscheidungsorgane.

- Die *Ausleitung der Nieren* verstärkt die Diurese und ermöglicht die Ausscheidung von verschiedenartigen Stoffwechselschlacken, von Rückständen bestimmter Medikamente und von schädlichen Chemikalien.
- Die *Ausleitung des Darms* sorgt für die ordentliche Ausscheidung von Nahrungsrückständen und verhindert die Reabsorption von Giftstoffen im Darm, einem Organ, dessen aktive Oberfläche über 400 Quadratmeter beträgt.
- Die *Ausleitung der Leber* bewirkt die Reinigung des Bluts und des ganzen Organismus, denn die Leber ist das große Chemielabor des Körpers. 1,5 Liter Blut fließen pro Minute durch die 300 Milliarden Leberzellen, damit die Leber alle Substanzen, seien sie nun nützlich oder toxisch, filtrieren kann, bevor sie zu den anderen Körperteilen transportiert werden.

Es ist Aufgabe der Leber, die aus dem Dünndarm resorbierte Glukose, die Aminosäuren und die Fettsäuren im Organismus zu verteilen. Sie produziert die notwendigen Substanzen für die Koagulation des Bluts, und sie zerstört die überschüssigen Hormone. Sie speichert Zucker in Form von Glykogen, fabriziert Cholesterin und sorgt für seine Ausscheidung ebenso wie für die Beseitigung von Fetten, Proteinen und Alkohol. Da versteht es sich von selbst, dass dieses Organ bei all dieser Schwerstarbeit schon mal in die Krise geraten kann. Wenn die Leber erschöpft oder geschwächt ist, kann sich das in Übelkeit, einem Gefühl von Angeschlagensein, einer Erkältung, einer Angina, einem Rheumaanfall und dem Ausbruch einer anderen Erkrankung äußern. Die Lebensdauer der Leberzellen ist nur kurz – zwischen 300 und 500 Tagen –, und ihre Regenerationsfähigkeit ist fantastisch. Selbst wenn dieses Organ durch eine Hepatitis zu 80 Prozent zerstört wird, kann es sich vollständig erneuern. Die Traubenkur gibt der Leber Gelegenheit, sich zu regenerieren.

- Die *Ausleitung der Galle* sichert eine ordentliche Gallensekretion, die die Abbauprodukte aus der Leber sowie alle Substanzen, die zur richtigen Resorption der Nährstoffe (vor allem der Fettsäuren) erforderlich sind, zum Dünndarm transportiert. Sie verbessert die Füllung und die Leerung der Galle, die für die gute Qualität des Gallensafts und die Reflexbewegungen des Dünndarms sorgen.

- Die *Ausleitung der Bauchspeicheldrüse* verbessert die Assimilierung der Zucker und Fette und ermöglicht es uns, besser mit den etwaigen Folgen allzu üppiger Mahlzeiten fertig zu werden. Eine Bauchspeicheldrüse in gutem Zustand reagiert stets richtig auf die Schwankungen der Glykämie, indem sie die Insulinausschüttung entsprechend anpasst. Wenn man bedenkt, dass Insulin auch die Speicherung der Körperfette reguliert, versteht man, dass eine gut funktionierende Bauchspeicheldrüse die Gewichtszunahme verhindern kann. Da diese Drüse außerdem in enger Verbindung zu allen anderen Drüsen steht, hat das harmonische Funktionieren der Bauchspeicheldrüse Auswirkungen auf das hormonelle Gleichgewicht insgesamt. »Die Ausleitung dieses Organs allein kann Beschwerden der Atemwege, der Haut, der Muskeln und der Nerven heilen«, behauptet Dr. Lapraz.

Warum die Traubenkur dem Fasten vorzuziehen ist

Fasten bedeutet freiwilligen Verzicht auf feste Nahrung, und das ist im normalen Alltagsleben nicht einfach durchzuführen. Herbert Shelton, der Papst der »Natürlichen Gesundheitslehre« *(Natural Hygiene)*, der in den Dreißigerjahren in den USA die Bedeutung der richtigen Lebensmittelkombinationen entdeckt hat, hat über 60 000 Personen beim Fasten begleitet und die dabei ablaufenden Vorgänge analysiert. In seinem grundlegenden Werk *Fasten kann Ihr Leben retten* erklärt er, wie sich der Körper während des Fastens dank der so genannten Autolyse aus seinen eigenen Reserven das holt, was er braucht. Da keine Energie mehr in Form von Nahrung zugeführt wird, bauen die Enzyme Teile von Geweben ab, um sie in nutzbare Energie umzuwandeln. Alles kann diesem Prozess der Autolyse unterworfen werden, aber der Körper handelt weise, indem er zunächst die am wenigsten wichtigen Gewebe angreift. Zuerst werden das in der Leber gespeicherte Glykogen und die Reservefettspeicher beansprucht, danach Muskeln, nicht lebenswichtige Organe und krankes Gewebe, die zu 100 Prozent abgebaut und verbrannt werden können. Vor allem in der Autolyse kranker Gewebe besteht der therapeutische Wert des Fastens. Wenn man zu lange fasten (oder hungern) muss, können lebenswichtige Organe angegriffen werden. Das ist wohl auch einer der Gründe, warum das religiöse, rituelle Fasten die Dauer von vierzig Tagen nicht überschreitet, also die Zeit, für die sich Jesus in die Wüste zurückzog.

Während einer Traubenkur kommt es auch zur Autolyse, allerdings in weniger aggressiver, sanfterer und wohl wirkungsvollerer Form als beim reinen Fasten, denn dieser Prozess wird zusätzlich noch durch die entgiftenden, ausscheidenden und aufbauenden Kräfte der Traube unterstützt. Die Traubenkur hat außerdem den unvergleichlichen Vorteil, Ihnen den Stress der Frustration und des Hungers zu ersparen, Sie nicht zu schwächen und es Ihnen zu ermöglichen, Ihrer Arbeit nachzugehen, Sport zu treiben, ein normales Familienleben zu führen, Ihre Freunde zu treffen und gut gelaunt zu bleiben.

Warum die Traubenkur wirksamer ist als andere Monodiäten

Alle Formen von Monodiät (Monokost), sei es nun mit Obst, Säften, Suppen, Naturreis oder Gemüse, lösen beschleunigte Ausscheidungsvorgänge aus. Aber nur die Traubenkur sorgt zudem noch für Regeneration, intensive Ausleitung, Speicherung von schützenden Nährstoffen und Seelenruhe. Sie haben bereits erfahren, warum kein anderes Lebensmittel dazu geeignet ist, unter Ausschluss aller sonstigen Nahrungsmittel über einen längeren Zeitraum als Monokost zu dienen. Reis ist zwar energiereich, liefert aber keine Antioxidantien und wirkt eher verstopfend. In Säften und Suppen fehlen die notwendigen Faserstoffe, um die Peristaltik anzuregen. Selbst Traubensaft, in dem die Schalen und Kerne nicht enthalten sind, kann uns die Polyphenole, die der Rebe ihre Besonderheit verleihen, nicht geben.

5

········

Traubenkur – für wen und wofür

Man braucht sich nicht zu schämen,
vom gemeinen Volk zu leihen,
was der Heilkunst von Nutzen ist.

Hippokrates

Alle Menschen – außer Kinder und schwangere Frauen –
können eine Traubenkur durchführen. Wenn Sie zu viel Gewicht haben oder zu viel Cholesterin, wenn Ihr Blutdruck Jo-
Jo spielt, wenn Sie unter Rheuma, Sehnenentzündung oder
Muskelkrämpfen leiden, wenn Sie zu Leberbeschwerden oder
Kopfschmerzen neigen, wenn Ihr Magen reizbar und Ihr Darm
träge ist, wenn Sie immer wieder Erkältungen, Angina, Bronchitis oder Sinusitis bekommen, wenn Sie Folgeerscheinungen von Frakturen haben oder wenn Sie erschöpft, überan-
strengt, esssüchtig oder magersüchtig sind, wenn Sie in den
Seilen hängen, dann kann Ihnen die Traube helfen.

Bei Krankheit – Traubenkur nur unter ärztlicher Aufsicht

Wenn Sie an einer ernsten Krankheit leiden, sollten Sie vor einer Traubenkur Ihren Arzt zu Rate ziehen. Die moderne Schulmedizin, die auf dem begrenzten Studium biologischer Mechanismen beruht, berücksichtigt jedoch die Umweltbedingungen nicht in ausreichendem Maße. Ernährungsmedizin ist nur selten Teil der Behandlung, außer bei bestimmten Beschwerden wie Herz-Gefäß-Krankheiten oder Fettsucht, bei denen die schädlichen oder positiven Wirkungen der Ernährung außer Frage stehen. Die meisten traditionellen Mediziner würden es kaum riskieren, Verfahren oder Diäten zu empfehlen, die sie nicht selbst ausprobiert haben – und wer sollte sie dafür tadeln? Daher wäre es bei ernsthaften Beschwerden sinnvoll, einen erfahrenen praktischen Arzt zu konsultieren, der sich mit Naturheilkunde, Phytotherapie … und Traubenkuren gut auskennt.

Die Doktoren Lapraz und Duraffourd haben diese traditionellen Methoden in die moderne Wissenschaft integriert und lehren sie eine Gruppe von Ärzten der *Société française de phyto-aromathérapie* (SFPA – Adresse siehe Anhang). Diese beiden Mediziner verschreiben die Traubenkur inzwischen bei allen Krankheiten, die mit einer Überbelastung des Verdauungsapparats, zu hoher Kalorienzufuhr und Vergiftungs- oder Degenerationserscheinungen in Verbindung stehen, vorausgesetzt, der Patient ist in der Lage, die Kur ordnungsgemäß durchzuführen. Im *Hôspital Boucicaut* in Paris, wo sie fünf Jahre lang in der onkologischen Abteilung tätig waren, konnten sie beobachten, welch wichtige Rolle die Traubenkur als Begleitung einer Chemotherapie spielen kann, denn sie ermög-

licht es, die therapeutische Wirkung zu verstärken und zu-
gleich die Nebenwirkungen abzuschwächen.

»Das ist kein Wunder, das ist die jährliche Dusche«, erklärt
Dr. Lapraz. »Die erstaunlichsten Ergebnisse zeigen sich bei
Entzündungen, besonders bei Gelenkbeschwerden wie fort-
schreitender chronischer Polyarthritis, bei der es zu Remis-
sionen in jeder Form kommt – und das ohne Schmerzmittel,
ohne entzündungshemmende Medikamente – manchmal
kann die Besserung sogar zwei bis drei Jahre anhalten. Auf
Arthritis- und Arthroseschmerzen und andere Formen von
Poliintoxikation, bei denen man ebenfalls sehr gute Resultate erzielt, möchte ich hier nicht näher eingehen.

Die Traubenkur hat noch weitere Vorteile: im Immunbe-
reich bei der Mikrobenabwehr und im Enzymbereich, denn
wenn man sich für so lange Zeit an ein einziges Lebensmittel
hält, wird der Organismus gezwungen, Enzyme zu aktivieren, die er gewöhnlich nicht benutzt. Bei einer zehntägigen
Kur stellt man keinen Muskelschwund fest. Darin besteht
der große Unterschied zum Fasten, denn die Kalorienzufuhr
aus den Trauben sorgt dafür, dass der Körper seine eigenen
Proteinreserven nicht anzugreifen braucht.

Die Routine zu unterbrechen ist an sich schon eine Form
von Therapie. Es sind doch ein und dieselben Gesten, die
täglich zur gleichen Stunde und am gleichen Ort wiederholt
werden, die Krebs auslösen können. Die Nahrung kann so
letztlich zu einem der aggressivsten Faktoren werden, während sie doch eigentlich eines der wichtigsten therapeutischen
Hilfsmittel sein sollte. Viele Menschen im Westen sterben an
Herz- und Gefäßkrankheiten, weil sie täglich tierische Fette
zu sich nehmen. Asiaten leiden unter Bluthochdruck und
Dickdarmkrebs, weil sie täglich zu viel Salz zuführen. Menschen, die manchmal drei Schachteln Zigaretten täglich rau-

chen und dann eine Woche überhaupt keine Zigarette anrühren, haben ein geringeres Krebsrisiko als diejenigen, die regelmäßig jeden Tag den Rauch von zehn Glimmstängeln inhalieren.

Wenn man die Traubenkur bei ernsthaften Erkrankungen verschreibt, nutzt man bewusst ein künstlich herbeigeführtes Ungleichgewicht, das aber durch die Enzymzufuhr aus den Trauben unter Kontrolle gehalten wird; dadurch werden katalytische Reaktionen im Zellbereich ausgelöst, die zu einer verbesserten Ausscheidung der Giftstoffe über Nieren (Urin) und Darm (Stuhlgang) führen.

Dieses Ungleichgewicht kann zeitweilig vorübergehende Beschwerden auslösen, bietet aber auf längere Sicht viele Vorteile. Zehn Tage sind niemals zu lang, aber in manchen Fällen nicht lang genug. Außer bei besonderen Indikationen raten wir jedoch Patienten ohne die Begleitung durch einen Arzt, der die ganzheitliche Methode nach Konstitutionstypen bestens kennen sollte, davon ab, diese Grenze zu überschreiten.«

Diese beiden Ärzte berichten auch über konkrete Fälle von Behandlung mit der Traubenkur.

Ein Fall von Hypercholesterinämie*

Yves, ein Mann von 47 Jahren, kommt in die Praxis, weil seine Cholesterin- und Triglyzeridwerte zu hoch sind. Vor zehn Jahren ist bei ihm Hypercholesterinämie diagnostiziert und mit verschiedenen Lipidsenkern behandelt worden. Trotz der Behandlung blieben sein Cholesterinspiegel über 3 g/l und seine Triglyzeridwerte über 2 g/l. Seine Mutter hatte eben-

---

* Duraffourd, Lapraz und Chemli, *La Plante médicinale, de la tradition à la science*, Paris 1997, S. 494-5

falls erhöhte Cholesterinwerte und Übergewicht wie Yves, der bei einer Körpergröße von 1,78 Meter 82 Kilogramm wiegt und außerdem eine labile Hypertension zeigt.

Dr. Duraffourd verschreibt ihm eine Traubenkur. Er beginnt mit Reduktionskost während der ersten drei Tage, in Verbindung mit Pflanzenpräparaten zur Ausleitung. Dann folgen zehn Tage ausschließlich mit Trauben und in den elf abschließenden Tagen der allmähliche Übergang zu einer normalen Ernährung.

Während der Kur nimmt Yves 7 Kilogramm ab, und seine Blutfettwerte sinken deutlich. Er empfindet weder Unwohlsein noch Schwäche und hat keinerlei Probleme mit seinem Verdauungskanal, auch keinen Durchfall. Sein Allgemeinbefinden ist ausgezeichnet, die Glykämie normal. Bei Abschluss der Kur sind die Triglyzeride auf 1,76 g/l gesunken, und sein Cholesterinwert hat sich bei 2,5 g/l normalisiert, aber vor allem das Verhältnis von »gutem« und »schlechtem« Cholesterin hat sich sehr verbessert. Mit einer phytotherapeutischen Behandlung in den folgenden Monaten wird sich die Fettbilanz normalisieren und stabilisieren. Die Analyse der Resultate spricht für die Wirksamkeit der Traubenkur und der ausleitenden pflanzlichen Drogen auf die Stoffwechselfunktionen der Leber und den Schutz von Herz und Gefäßen.

Ein Fall von Thrombozytose*

Jacqueline, eine Frau von 36 Jahren, leidet seit 15 Jahren an einem myeloproliferativen Syndrom; das bedeutet, dass ihr Knochenmark zu viele Blutplättchen produziert. Am 2. Sep-

* a.a.O. S. 495/6

tember fühlt sie sich völlig erschöpft und lethargisch und möchte weder essen noch trinken; ihr Mundgeruch ist so stark, als ob sie Leberbeschwerden hätte. Am 5. September behandelt sie der Arzt ausschließlich mit Traubensaft, wegen ihres schlechten Gesundheitszustands stundenweise in kleinen Portionen. An den folgenden Tagen erhöht er allmählich die Dosis, um ihr schließlich auch einzelne Trauben zu essen zu geben. Drei Tage später, am 8. September, hat sich die Zahl ihrer Blutplättchen ebenso wie ihr Gamma-GT-Marker (der den Zustand der Leber anzeigt) schon halbiert.

Dieses Ergebnis ist beeindruckend, weil die Besserung so rasch und gründlich eingetreten ist, vor allem wenn man weiß, wie schwer sich die Produktion der Blutplättchen regulieren lässt. Die um einige Tage verlängerte Traubenkur führt zu einer weiteren Verbesserung und wird in der Folge von einer ganzheitlichen phytotherapeutischen Behandlung nach Konstitutionstypus abgelöst.

Für wen ist die Traubenkur nicht geeignet?

Jeder kann von einer Traubenkur profitieren; nur schwangeren Frauen und Kindern ist davon abzuraten. Wie wir gesehen haben, ist die Kur auch für ältere Menschen und Krebskranke geeignet. Unter den 500 Teilnehmern an der Umfrage von *Terre Vivante* ist es kein einziges Mal zu so beunruhigenden Reaktionen gekommen, dass dringend ein Arzt aufgesucht werden musste. Die seltenen Fälle von Unwohlsein, die beobachtet wurden, haben im schlimmsten Fall zum Abbruch der Kur geführt. Doch möchte ich an dieser Stelle noch einmal wiederholen, dass Sie sich von Ihrem Arzt beraten und begleiten lassen sollten, wenn Sie krank sind. Bei folgenden Beschwerden ist zu Vorsicht zu raten:

- Insulinabhängige Diabetiker sollten unbedingt regelmäßig ihre Glykämie überprüfen lassen.
- Personen mit großen Nieren- oder Harnsteinen sollten sich ebenfalls ärztlich betreuen lassen, denn die Ausleitung der Nieren kann zum plötzlichen Abgang von Steinen führen und eine schmerzhafte Krise auslösen.
- Bei Menschen mit chronischer Verstopfung kann es dazu kommen, dass der Darm während der reinen Traubenkur blockiert wird. In diesem Fall sollte man mehr trinken, ein paar Tage lang keine Traubenschalen und -kerne mehr kauen und Geduld üben. Wenn das Problem nach drei Tagen noch nicht behoben ist, können Sie eine Darmspülung (Kolon-Hydrotherapie) oder einen Einlauf machen. Wenn es nach der Kur wieder zu Verstopfung kommt, sollten Sie täglich einen Kräutertee aus Artischockenblättern, aber ohne Sennes (ein aggressives Abführmittel!) trinken, der die Gallenblase anregt (oder Artischockenkapseln einnehmen).
- In seltenen Fällen hat man Traubenallergien beobachtet. Da Trauben eigentlich überhaupt keine allergischen Reaktionen auslösen, scheinen die Ursachen dafür bei den chemischen Produkten zur Pflanzenbehandlung zu liegen. Wenn Sie bei sich anomale Unverträglichkeitsreaktionen feststellen, sollten Sie ausschließlich Biotrauben verzehren.
- Für schwangere Frauen und Kinder ist es nicht notwendig, eine so starke Ausleitung durchzuführen, wie sie von einer Traubenkur ausgelöst wird.

Bei welchen gesundheitlichen Problemen hilft die Traubenkur?

Liste der Indikationen

Es würde zu weit führen, hier im Einzelnen auf die Vielzahl der Beschwerden einzugehen, bei denen Traubenkuren lindernd wirken. Stattdessen sollen hier alle aus der Fachliteratur bekannten Indikationen aufgezählt werden, in Form einer alphabetischen Liste, die sich vor allem auf das Buch von E. Nigelle *(Pouvoirs merveilleux des petits fruits et du raisin)* stützt:

Akne
Alterserscheinungen
Angina (pectoris)
Arterienverkalkung (Arteriosklerose)
Arthritis
Ausschläge (Dermatosen)
Azotämie (zu viel Harnsäure im Blut)

Besenreiser (Varizen)
Blähungen
Blasenleiden
Blinddarmentzündung
Blutarmut (Anämie)
Bluthochdruck (Hypertonie)
Blutniedrigdruck (Hypotonie)
Blutreinigung
Bronchitis

Cholesterin (zu hoch)

Darmentzündung
Depression
Dermatosen (Hautausschläge)
Diabetes (nicht insulinabhängig)
Durchfall

Ekzeme (Hautausschläge)
Entzündungen
Erkältung
Ermüdung/Erschöpfung

Fettsucht
Fieber
Folgeerscheinungen von Frakturen und Schocks
Frauenleiden
Furunkel

Gallenleiden und -steine
Gärungen (im Darm)
Gefäßkrankheiten
Gelenkentzündungen (Arthritis)
Geschwüre (Magen, Darm)
Gesichtspflege
Gicht

Haare (Ausfall/Ergrauen)
Hämorriden
Harnsäureausscheidung
Harnstoffabbau
Harnvergiftung (Urämie)

Harnverhaltung
Harnwege
Hautkrankheiten
Hautpflege
Herzbeschwerden
Herz-Kreislauf-Risiko
Herzschwäche

Infektionen

Kapillarbrüchigkeit
Koliken
Krämpfe
Kolitis
Krampfadern (vorbeugend)
Krebs (vorbeugend)
Kreislaufstörungen
Kupferausschlag (rosacea)

Leberentzündung (Zirrhose)
Leberinsuffizienz
Leberbeschwerden
Leberstau
Lungenbeschwerden

Magenbeschwerden und -geschwüre
Magenentzündung
Milzstau (Kongestion)
Mineralmangel
Müdigkeit

Nervosität

Nierenentzündung (Nephritis)
Nikotinsucht

Ödeme
Osteoporose

Polyarthritis (chronisch)

Rachitis
Rekonvaleszenz
Rheuma

Schuppenflechte (Psoriasis)
Schwere Beine
Schwächezustände
Sehnenentzündungen (Tendinitis)
Steinleiden
Stress

Thrombose
Triglyzeride (zu hoch)
Tuberkulose
Tumoren
Typhus

Übergewicht
Überanstrengung
Übersäuerung (Azidose)

Venen: geplatzte kleine Venen
Venenentzündung
Verdauungsschwäche

Verdauungsstörungen
Vergiftungen
Verstopfung

Wassersucht
Wundheilung (offene Wunden)

Zahnfäule (Karies)
Zellulitis
Zwölffingerdarmgeschwür

6

· · · · · · · · ·

Trauben auswählen

Sie werden Häuser bauen und sie bewohnen,
werden Weinberge pflanzen und ihre Früchte essen.

Jesaja 65,21

Der Weinbau, der etwa zur selben Zeit wie die Kultivierung von Weizen und Oliven begann, gehört zu den ältesten Formen des Ackerbaus. Anhand von Kernen kultivierter Trauben, die man in Georgien entdeckt hat, sowie von einem großen Tonkrug mit Traubendekor im Museum der georgischen Hauptstadt Tiflis, der auf das 6. Jahrtausend vor Christus datiert wird, vermuten die Archäologen, dass die ersten Weine im Süden des Kaukasus gekeltert wurden. Die ältesten schriftlichen Zeugnisse stammen von etwa 2500 v. Chr. aus Mesopotamien und dem Tal des Nils. Sie zeugen von einem gut organisierten Weinbau. Jahrhunderte später zeigen die Weinamphoren aus dem Grab des Tutanchamun den Jahrgang, die Lage und den Namen des Kellermeisters an.

Aus den Weinbergen am Nil stammen wahrscheinlich die Ahnen der meisten unserer roten Rebsorten. Zwei Jahrtausende vor unserer Zeitrechnung brachten unerschrockene Seefahrer die Erzeugnisse und die Methoden des Weinbaus nach Kreta und Griechenland und von dort aus nach Sizilien und Süditalien. Man liebt diese dickflüssigen Getränke, die von den Inseln kommen und wegen ihres süßen Geschmacks gerühmt werden; manchmal versetzt man sie mit Kräutern, Gewürzen und Honig und reicht sie zu Festmählern, bei denen die Gäste philosophische Gespräche führen. Die Gallier, die von den gräkorömischen Autoren als betrunkene Barbaren verspottet wurden, kauften den Römern ganze Schiffsladungen mit Wein ab, die sie dann auf dem Wasserweg bis nach Cornwall und Germanien transportierten, ein Umstand, der gegen eine so frühzeitige lokale Weinproduktion spricht.

Gegen 600 v. Chr. pflanzen die Griechen die ersten Weinstöcke an der Mittelmeerküste in Frankreich. Seit den Tagen der alten Phokerstadt Massilia (Marseille) breiten sich die Weinberge im Rhônetal allmählich nach Norden aus. In der Provinz Gallia Narbonnensis (zwischen Pyrenäen, Nizza und Lyon) werden überall Reben angebaut – bis zu den Hängen der Hermitage und der Côte Rôtie (Steilhänge im Rhônetal bei Lyon) im Norden und bis Gaillac am Tarn (bei Toulouse) im Westen.

Zwei Jahrhunderte später ermöglichte die Entdeckung robusterer Rebsorten den Vormarsch nach Norden und Westen bis in die Gegend von Bordeaux. In Burgund entsteht der Weinbau um 200 n. Chr., und danach breiten sich die Reben bald über Gallien aus. Nach und nach erobert die Traube ganz Europa von Spanien bis Deutschland, im Osten sogar bis Ungarn. Im Mittelalter besaß jedes Kloster seinen Weinberg, denn der göttliche Tropfen wird zur Messe benötigt. Daher blühen neue Weinberge in der Gegend um Paris und im Tal der Loire auf.

Die Renaissance feiert die Rückkehr des Bacchus. Traktate

über den Weinbau erscheinen in großer Zahl, die Glasbläse-
rei wird zu einer edlen Kunst. Am Hof der Valois-Könige
(1328–1589) schlürft man den schneegekühlten Wein *à l'itali-
enne*. Im Südwesten Frankreichs experimentiert man mit langsamen Gärungen, um länger haltbare Getränke mit höherem
Tanningehalt zu erzeugen. Diese »schwarzen« Weine aus
Aquitanien finden beim britischen Adel größten Anklang.
Zu dieser Zeit entdeckt und entwickelt in der Gegend von
Épernay an der Marne in der Champagne ein Mönch na-
mens Dom Pérignon eine Art von Zweitgärung, die zu per-
lenden Weinen führt …

Doch der Wein ist und bleibt ein Privileg des Adels. Vor
der französischen Revolution fordert das Volk 1788 in zahlreichen Denkschriften das Recht auf dieses Getränk. Die Ab-
schaffung der Adelsprivilegien am 1. Mai 1791 erlaubt endlich den freien Handel und Genuss des Rebensaftes. Im 19.
Jahrhundert beginnt die wissenschaftliche Beschäftigung mit
Rebsorten und Weinbautechniken, und 1855 wird die Hier-
archie der Anbaugebiete durch die Klassifizierung der Bor-
deaux-Weine offiziell bestätigt. In dieser Zeit wird der Weinbau auch nach Kalifornien, Südamerika, Südafrika und Aus-
tralien exportiert.

In alter Zeit machte man keinen Unterschied zwischen den
Traubensorten für den Verzehr und denen für die Kelterung.
Die Früchte, die nicht zu Wein verarbeitet wurden, trocknete
man, um daraus eine Art Zucker herzustellen, der wie Honig
kulinarischen Genüssen diente. Erst in der Renaissance wählte
man Tafeltrauben aus, wie zum Beispiel *Chasselas* (Gutedel)
von Fontainebleau, die König Franz I. so sehr schätzte. Aber
es dauerte bis zum 19. Jahrhundert, bis Tafeltrauben überall
Einzug hielten. Auch wenn Tafeltrauben in Frankreich heute
nur fünf Prozent der Gesamtproduktion ausmachen und die

restlichen 95 Prozent für die Weinherstellung bestimmt sind, ist inzwischen das ganze Jahr über eine große Auswahl von frischen Traubensorten aus der ganzen Welt auf dem Markt, die besten Sorten während der goldenen Zeit der Weinlese von September bis November. Insgesamt kennt man heute weltweit 14 000 Rebsorten, von denen rund 8000 eine gewisse Rolle im Anbau spielten. Die verschiedenen Sorten von Tafeltrauben unterscheiden sich nicht nur durch die Form und Größe der Trauben, sondern auch durch den Grad der Verholzung von Stielen und Geäst (Fruchtstand) und natürlich auch in Größe, Farbe, Form und Geschmack der Beeren.

Einige Details über die Traube

Die Traube entwickelt sich um einen rispenartigen Fruchtstand, der das Geäst bildet, an dem die Beeren wachsen. Die einzelnen Beeren sind von einem feinen weißen Staubfilm bedeckt, der *Duft* genannt wird. Dabei handelt es sich keineswegs um chemische Rückstände, wie man vielleicht meinen könnte, sondern um eine Ausscheidung von feinsten Wachsplättchen, die die Traube sozusagen ausschwitzt, um sich auf intelligente Weise gegen Nässe zu schützen. Dieser Duftfilm ist vor allem auf dunklen Trauben, die mehr davon erzeugen, gut zu erkennen. Eine leichte Berührung mit dem Finger genügt, um ihn abzuwischen. Sein Vorhandensein zeigt an, dass die Frucht in letzter Zeit nicht behandelt wurde und von perfekter Frische ist.

In Frankreich machen vier Sorten den Löwenanteil der Tafeltrauben aus: *Chasselas* (Gutedel) und *Muscat de Hambourg* (Hamburger Muskat), die beiden einzigen Sorten mit einer offiziellen Kennzeichnung der Herkunftsgebiete *(frz. AOC = appellation contrôlée d'origine) Moissac* und *Ventoux* sowie *Al-*

fonse-Lavallée und *Italia.* Die ersten drei (französischen) Sorten davon machen 75 Prozent der Gesamternte aus, die zu 90 Prozent aus fünf Départements in Süd- und Südwestfrankreich stammen. Allmählich werden auch neue Züchtungen entwickelt und angebaut, und es gehört zu den schönsten Freuden einer Traubenkur, diese zu entdecken und zu kosten.

Tafeltrauben in Deutschland

Auch wenn Weintrauben heute in allen Erdteilen gedeihen, ist Europa immer noch der Weingarten der Welt: mit über der Hälfte der gesamten Welternte, wobei Italien und Frankreich in jeder Hinsicht führend sind. Die gesamte Weltproduktion beträgt ungefähr 65 Millionen Tonnen im Jahr und übertrifft damit die Erzeugung von Äpfeln, Bananen und Zitrusfrüchten. 85 Prozent der Trauben werden zu Wein verarbeitet; lediglich zehn Prozent gehen in den Frischverzehr, und fünf Prozent werden zu Rosinen getrocknet.

Infolge der langen Geschichte und weltweiten Verbreitung der Traubenkultur ist natürlich auch die Zahl der Tafeltraubensorten unüberschaubar. Außerdem gibt es für ein und dieselbe Sorte je nach Anbaugebiet und Sprache zahllose synonyme Bezeichnungen. Im Unterschied zu Keltertrauben sind Tafeltrauben meist großbeerige Sorten, die eigens für den Frischverzehr angebaut werden. Dabei dominieren die »Weißen«, während bei den »Roten« immer neue Züchtungen auf den Markt kommen. Tafeltrauben werden in die drei Farbgruppen – hell, rot und dunkel – sowie in kernhaltige und kernlose Sorten, die immer beliebter werden, eingeteilt. Nach der Form unterscheiden wir ferner *Datteltrauben* mit lockerem Traubenaufbau und großen, festschaligen Beeren –

typisch dafür ist die marktbeherrschende Sorte *Regina* – sowie helle und dunkle *Muskattrauben,* mit muskatähnlichem Duft und charakteristischem Geschmack – bei denen im deutschen Angebot die bekannten italienischen hellen Sorten *Regina dei Vignetti (Queen of the Vineyard)* und *(Uva) Italia* überwiegen.

Weltweiter Traubenanbau und Obsthandel machen es möglich, dass das ganze Jahr über bei uns Trauben im Angebot sind. Mit einem Import von rund 40 000 Tonnen ist Deutschland weltweit der größte Importeur von Tafeltrauben. Hauptlieferant für Deutschland ist mit Abstand Italien mit einem Anteil von etwa 60 Prozent, gefolgt von Griechenland und Südafrika mit jeweils 10–15 Prozent.

Italien ist weltweit führender Weintraubenproduzent (mit rund elf Millionen Tonnen); mit einer Jahresernte von circa einer Million Tonnen ist es auch erstes Erzeugerland und mit 350 000 Tonnen größtes Exportland für Tafeltrauben. Die Hauptanbaugebiete liegen in Apulien, auf Sizilien und in den südlichsten Abruzzen. 85 Prozent der Ernte entfallen auf die drei hellen Sorten *Regina dei Vignetti, Regina* und *Italia.*

Regina dei Vignetti: rund-ovale, mittel bis klein fallende Beeren mit grünlich-gelber Färbung; engsträußige, füllig wirkende Traube; ausgeprägt süßer Geschmack.

Regina: hartschalige Datteltraube mit länglich-ovalen, großen, knackigen Beeren von grünlicher bis goldgelber Farbe; weitsträußige Traube; ausgeprägt süßes Fruchtfleisch.

Italia: betont große Beeren mit bernsteingelber Schale und charakteristischem Muskatgeschmack.

Unter den dunklen Sorten verzeichnet *Cardinal* mit Abstand die größte Produktion, gefolgt von *Alphonse Lavallée* und der großbeerigen Datteltraube *Regina nera.*

Cardinal: große, runde bläulichrote Beeren mit ein bis zwei Kernen an weitsträußiger und weitschaliger Traube; festes Fruchtfleisch von süß-säuerlichem, feinem Muskatgeschmack.

Alphonse Lavallée: große, runde, tief dunkelblaue Beeren mit weißlichem Schimmer; etwas größere Kerne; köstlich aromatisches, süßes und sehr saftiges Fruchtfleisch.

Griechenland ist trotz relativ geringer Erzeugung von Tafeltrauben der zweitwichtigste Exporteur für Deutschland. Hauptanbaugebiet ist Kreta mit der großbeerigen *Rozaki* (entspricht der *Regina*) und der kleinen, kernlosen *Sultana*, mit länglich-ovalen, festen Beeren mit grüner bis bernsteinfarbener Schale, knackigem Biss und köstlicher Süße.

Spanien gehört für Deutschland von November bis Januar zu den Hauptlieferanten. Hauptsorte ist dabei *Aledo*, mit goldgelben, großovalen, mittelschaligen, zuckersüßen Beeren. Für die Ausfuhr folgen *Ohanes-/Almeria*-Trauben aus Murcia bzw. Almeria: eine helle, grünlich-gelbe, kleine, engsträußige Traubenform mit ovalen, festschaligen, aromatisch süßen Beeren. Bei den dunklen Sorten ist die *Napoleon Negra* hervorzuheben, mit länglich bis ovalen, weitsträußigen Trauben mit großen, mittelschaligen Beeren von verhaltener Süße. Diese drei Sorten machen über 90 Prozent des spanischen Exports aus.

Frankreich als weltweit zweiter Traubenproduzent (mit circa zehn Millionen Tonnen) erzeugt jährlich etwa 160.000 Tonnen Tafeltrauben, führt aber nur einen geringen Teil (von

20 Prozent) seiner Ernte aus. Davon geht etwa die Hälfte nach Deutschland. Vorherrschende helle Sorten sind *Chasselas, Muscat* und *Gros Vert*; vorherrschende blaue Sorten sind die bekannten, besonders großbeerigen Sorten *Alphonse Lavallée* und *Cardinal, Chasselas*, auch *Chasselas doré* oder *Chasselas de Moissac*, sind kleinbeerige, goldgelbe, wohlschmeckende Gutedeltrauben mit ziemlich fester Haut und großen Kernen.

Bei der »Flugware«, die im Winterhalbjahr aus Übersee importiert wird, steht **Südafrika** mit über 60 Prozent an erster Stelle vor **Chile** und **Argentinien**. Südafrika schickt schon mehr Trauben auf den deutschen Markt als Griechenland, und auch Chile hat seinen Traubenabsatz in den letzten Jahren stetig gesteigert.

Die Saison in den Anbauländern rund ums Mittelmeer beginnt bereits Mitte Juni mit den ersten Frühsorten, erreicht ihren Höhepunkt von September bis November und dauert – zum Beispiel in Spanien – bis weit in den Januar. Mitte November beginnt schon die siebenmonatige Saison auf der südlichen Hemisphäre, mit Lieferungen vor allem aus Südafrika und Südamerika (Chile und Argentinien); sie dauert bis Juni/Juli. In Holland und Belgien gibt es seit langem eine sehr kleine, aber feine Produktion von Gewächshaustrauben, die besonders im Dezember an Feinkostgeschäfte und die Gastronomie geliefert werden. Abschließend einige statistische Angaben zu *Tafeltrauben* in Deutschland:

Import 1998:   über 360 000 Tonnen
Pro-Kopf-Verbrauch: etwa 4,5 Kilogramm
(im Vergleich dazu ist der Import/Verbrauch von *Zitrusfrüchten* dreimal so hoch: 1 250 000 Tonnen)

Hauptlieferanten von Tafeltrauben in die BRD
(Sommer / Herbst):

Italien	etwa 210 000 t
Griechenland	38 000 t
Spanien	21 000 t
Türkei	20 000 t
Frankreich	5000 t

Lieferungen von der südlichen Hemisphäre (»Flugware« –
Winter / Frühjahr):

Südafrika	35 000 t
Chile	13 000 t
Argentinien	10 000 t

Rosinen:

Korinthen	1100 t
Sultaninen	63 000 t
Traubenrosinen	1500 t

Haupterzeuger: Türkei, USA (Kalifornien) und Griechenland

Da hier zu Lande kein nennenswerter Anbau von Tafeltrauben betrieben wird, muss alle Marktware importiert werden. Das heißt jedoch keinesfalls, dass es bei uns in den Weinbauregionen zur Zeit der Weinlese nicht ein begrenztes Angebot von *einheimischen Trauben* zum Frischverzehr geben würde. Eine geradezu ideale Form der Traubenkur bestände darin, sich bei einem Biowinzer zur Weinlese zu verdingen und bei dieser Arbeit gleichzeitig nach Herzenslust voll ausgereifte Biotrauben frisch vom Stock zu verspeisen.

Sollten Sie gar die Gelegenheit und die nötigen Kenntnisse haben, können Sie sich natürlich den Traum von den *eigenen Reben* im Garten oder unter Glas erfüllen, um dann im Herbst mit der eigenen Ernte die optimale Traubenkur durchzuführen. Alles Wissenswerte über den nicht so ganz einfachen Anbau von Weinreben finden Sie u. a. in den umfangreichen Fachbüchern von Helga Buchter-Weisbrodt, Bob Flowerdew, Günther Pfeiffer, Helmut Snoek und Gerd Ulrich (siehe Bibliografie im Anhang).

Geeignete Trauben für die Kur

Kaufen Sie reife Früchte, die reif geerntet und nicht lange (kühl) gelagert wurden. Eine frische Traube hat einen grünen Stiel. Helle Trauben sollten grüngelb oder goldfarben sein (vor allem *Chasselas*), ohne bräunliche Flecken. Die Frucht ist reif, wenn der Geschmack (zucker-)süß ist. Zögern Sie nicht, eine einzelne Beere zu probieren, möglichst eine, die sich von der Traube gelöst hat, um diese nicht zu beschädigen. Suchen Sie gut geformte, homogene Trauben aus, ohne Lücken, von Beeren bedeckt, die fest am Fruchtstand hängen. Vermeiden Sie Trauben, die gespalten, beschädigt und fleckig sind oder Schimmelspuren aufweisen.

Da Sie während der Kur täglich drei Kilogramm Trauben essen sollten, können Sie eine ganze Steige von bis zu zehn Kilogramm auf einmal kaufen. Wenn Sie sich auf eine einzige Sorte beschränken möchten, dürfte Ihnen das dann für drei Tage reichen. Wenn Sie Abwechslung lieben, empfiehlt es sich, sich täglich oder alle zwei Tage frisch zu versorgen.

Qualitätskontrolle

Da Tafeltrauben nach der Ernte nicht nachreifen, sollten sie im optimalen Reifezustand geerntet werden, was zu Saisonbeginn oftmals nicht der Fall ist. Dann schmecken die Beeren noch sehr sauer und wenig aromatisch; helle Trauben sind noch grün gefärbt, und rote bzw. dunkle Trauben weisen zum Teil noch helle Schalen auf.

Bei der Beurteilung der Qualität spielen folgende Fruchteigenschaften der Traube eine Rolle: Farbe; Beerenform und -größe; Traubenaufbau und -größe; Festigkeit von Fleisch und Schale; Wasser-, Zucker- und Säuregehalt; Duft und Geschmack. Die allermeisten Anbauländer machen die Ernte- und Exportfreigabe von Mindestwerten beim Zuckergehalt bzw. Zucker-Säure-Verhältnis abhängig; außerdem spielt bei farbigen Sorten auch der Farbgrad eine Rolle. Bei der Aufbereitung werden zu dicht stehende, unterentwickelte oder beschädigte Beeren vorsichtig mit der Schere herausgeschnitten. Trauben sollten möglichst wenig hantiert werden, um den Duftfilm auf den Beeren zu erhalten und Verletzungen zu vermeiden. Denn schon feinste Haarrisse an Schale oder Beerenstiel sind Eingangspforten für Fäulniserreger, vor allem für den Grauschimmel. Bei Temperaturen um den Gefrierpunkt und hoher Luftfeuchtigkeit lassen sich einwandfreie Tafeltrauben relativ gut und lange lagern.

In den einschlägigen EU-Verordnungen sind für Tafeltrauben die Handelsklassen Extra und I vorgesehen, die sich jedoch vor allem auf äußere Merkmale wie Beerengröße, Traubengewicht, einwandfreien Zustand und Verpackung beziehen. Lassen Sie sich aber nicht vom schönen Schein und der Größe blenden, und greifen Sie vorzugsweise zu kleinbeerigen Früchten, die im Allgemeinen einen besseren Geschmack aufweisen, weil sie weniger stark gedüngt und nicht so wasserhaltig sind.

Gut zu wissen: Trauben werden relativ wenig behandelt

Im Gegensatz zur landläufigen Meinung ist die Traube eine der am wenigsten behandelten Obstarten; ihre Behandlung wird mit besonderer Sorgfalt durchgeführt. So werden Trauben nur sechsmal gespritzt, während normales Obst 20- bis 30-mal behandelt wird. Die letzte Sprühung findet mehrere Wochen vor der Ernte statt. Dabei wird auch versucht, den Befall durch Parasiten schon am Blatt zu stoppen, ohne die Frucht spritzen zu müssen. Die erforderlichen Pflanzenschutzmittel werden möglichst genau und maßvoll dosiert, um es der Rebe zu ermöglichen, ihre eigenen Schutzstoffe zu produzieren, wie zum Beispiel das bereits erwähnte *Resveratrol*, das auch unsere Arterien schützt. Außerdem sollten Sie wissen, dass Schwefel, der gegen den Mehltau eingesetzt wird, die Leber entgiftet und entzündungshemmende Wirkungen bei Rheuma, Schmerzen und Atembeschwerden hat. Also, bitte keine Panik!

Möglichst Biotrauben*

Dank eines neuen und verstärkten Umweltbewusstseins und infolge der vielen Skandale, die kontaminierte Nahrungsmittel verursacht haben, hat »Bio« seit ein paar Jahren offiziell in den Lebensmittelhandel Einzug gehalten. In immer mehr Supermärkten findet man heute eine Bio-Ecke, und Ökoprodukte werden auch überall auf Straßenmärkten angeboten.

Der biologische Weinbau umfasst in Frankreich eine Gesamtfläche von 4800 Hektar (also nur 0,5 Prozent der gesamten Fläche für Weinbau); davon sind vier Prozent (etwa 200 Hektar) den Tafeltrauben vorbehalten. Im Verhältnis zur Gesamtanbaufläche für Bioobst, die insgesamt 3700 Hektar umfasst, ist das jedoch ein relativ bedeutender Anteil. Auch der Anbau von Biotrauben folgt den einschlägigen EU-Bestimmungen zu Bodenbearbeitung, Grünsaat, Gründüngung, Düngung mit Kompost oder Mist usw. Gegen Pilzkrankheiten (echter Rebenmehltau, falscher Mehltau, Grauschimmel/Botrytis) setzen die Biowinzer Präparate auf Schwefel- und Kupferbasis in ihrer einfachsten und natürlichsten Form (Schwefelblume und Kupfersalz) ein.

Eine der Besonderheiten des biologischen Weinbaus ist die intensive Bodenpflege. Bei der Bodenbearbeitung aktiviert man das Leben der Rebwurzeln, damit diese sich ihre Nährstoffe aus der Tiefe möglichst nahe am Muttergestein holen.

---

* Alle Erfahrungen und Studien haben gezeigt, wie wichtig es ist, Traubenkuren im Einklang mit der Natur durchzuführen: das heißt mit *unbehandelten* Trauben während der Traubenzeit. In dieser Zeit dürfte es bei uns kein Problem sein, Tafeltrauben von verschiedenen Sorten in einwandfreier Ökoqualität in Naturkostläden, auf dem Markt oder direkt von Biowinzern zu kaufen. (Anm. des Übersetzers)

Dagegen entwickeln sich die Wurzeln näher an der Oberfläche, wenn man die Rebstöcke düngt und wässert. Dabei
werden die Beeren zwar größer, aber die Pflanzen viel anfäl-
liger gegen Klimaschwankungen. Die gründliche Bearbei-
tung der Erde ermöglicht auch ein besseres Wachstum von
Hefepilzen. Diese mikroskopisch kleinen Pilze, die sich auf
der Haut der Traube befinden, reichern erst die Frucht und
danach den Wein mit Aromastoffen und Polyphenolen an.
Weil man im biologischen Landbau einfach und natürlich
düngt, ist der Nitratgehalt von Bioprodukten wesentlich
niedriger. Das ist wichtig, denn Nitrate in hoher Dosis sind
toxisch, weil sie zusammen mit Aminosäuren die kanzeroge-
nen Nitrosamine bilden.

Irgendwelche Gütezeichen für (kontrollierte) Bio- oder Öko-
ware sind jedoch nicht zwangsläufig ein Synonym für einwandfreie Qualität. In Frankreich sollen 20 bis 30 Prozent der
Bioprodukte trotzdem mit Pestizidrückständen kontaminiert
sein. Letztlich hängt alles von der Sorgfalt und Moral des
Erzeugers und der Verteilerorganisation ab. Seien Sie beim
Einkauf misstrauisch gegenüber Bezeichnungen wie »ohne
Pestizide«, »unbehandelt nach der Ernte«, »traditionell« oder
»natürlich« oder »wie früher angebaut«, denn sie bieten keinerlei Garantie für (Bio-)Qualität!

Warum sollten wir Lebensmittel aus biologischer Produktion kaufen? Zuerst einmal haben diese Erzeugnisse einen
höheren Nährwert, denn sie sind reicher an gesundheitsfördernden wichtigen Mikronährstoffen und damit natürlich ge-
sünder. Analysen haben ergeben, dass die organische Düngung häufig zu einer Erhöhung des Anteils an Trockenmas-
se, das heißt an Vitaminen, Mineralstoffen und Faserstoffen,
führt. Wir können davon ausgehen, dass Biotrauben wie alle
anderen biologisch angebauten Obst- und Gemüsearten

mehr Polyphenole enthalten, dass die Reben in größerer Menge produzieren, wenn sie selbst den Attacken von Krankheiten und Schädlingen standhalten müssen.

Bioprodukte auszuwählen ist auch ratsam, weil diese Lebensmittel einfach besser schmecken. Da man die Natur nicht zu hohen Erträgen zwingt und diese Lebensmittel außerdem weniger Wasser enthalten, fördert der biologische Anbau den ursprünglichen Geschmack der Obst-, Gemüse- und Getreidearten, selbst wenn diese Erzeugnisse auf den ersten Blick manchmal nicht so appetitlich aussehen.

Schließlich noch ein drittes Argument für Bioprodukte: Ihr Konsum kommt einem humanitären Engagement gleich, denn dadurch können wir zur Bewahrung des natürlichen

---

Rosinen – Achtung, geschwefelt!

Die besten Rosinen werden natürlich in der Sonne getrocknet und ohne Konservierungsmittel hergestellt. Manche Sorten, wie zum Beispiel *Sultaninen*, die meist aus Kalifornien oder der Türkei stammen, sind kernlos; dabei handelt es sich um getrocknete Sultana-Trauben. Dunkle Muskattrauben aus Spanien kommen als getrocknete ganze *Traubenrosinen* in hübschen dreieckigen Schachteln auf den Markt. Die kleinen dunklen *Korinthen* – ursprünglich Rosinen aus Korinth, die heutzutage nicht immer aus Griechenland stammen müssen – besitzen einen aromatischen Geschmack, der sich besonders gut für Gebäck und Brot eignet. Sie werden meistens an der Sonne getrocknet. Kommerziell erzeugte Rosinen enthalten oft Rückstände von Schwefeldioxid (SO_2), das zur Trocknung und zur Konservierung benutzt wird. Dieser Schadstoff kann Allergien, Asthmaanfälle und andere Unverträglichkeitsreaktionen auslösen. Aus diesem Grund sind Rosinen aus biologischem Anbau vorzuziehen.

Reichtums der Erde für künftige Generationen beitragen. Dieses Ziel sollte es uns wert sein, etwas mehr dafür auszugeben.

Auch ohne Konservierungsmittel halten sich Rosinen sehr lange. Wenn man sie in einem hermetisch dichten Glasgefäß aufbewahrt, halten sie sich im Schrank mehrere Monate lang. Man kann sie auch in den Kühlschrank stellen oder einfrieren. Aber werfen Sie sie sofort weg, wenn Sie weißliche Kristalle auf ihrer Oberfläche oder Insektenbefall entdecken.

Es ist ganz normal, dass Rosinen im Lauf der Zeit weiter austrocknen. Wenn sie zu verschrumpelt aussehen, genügt es, sie fünf Minuten in Wasserdampf aufquellen zu lassen, um sie wieder weich und voll zu machen. Beim Backen ist es besser, sie ein paar Minuten lang in heißes Wasser zu legen, bevor man sie in Gebäck oder Kuchen verarbeitet. Bei Gerichten mit Soße ist das natürlich überflüssig.

Aufbewahrung

Es empfiehlt sich, frische Trauben in den Kühlschrank zu legen, denn reife Trauben verderben sehr leicht. Bei Zimmertemperatur beginnen sie zu gären, ihren Saft zu verlieren und zu schimmeln. Im Gemüsefach des Kühlschranks halten sie sich mindestens zwei bis drei Tage.

Waschen Sie die Trauben unmittelbar, bevor Sie sie essen wollen, unter fließendem Wasser oder durch Eintauchen in zwei verschiedene Wasserbehälter, um Staub und Verunreinigungen gut abzuwaschen. Es nützt nichts, sie längere Zeit in Wasser zu legen, denn die minimalen Rückstände der chemischen Pflanzenschutzmittel (s. o.) lösen sich nicht im Wasser. Essen Sie eine einzelne Traube auf einmal, und zwar am besten ganz. Eine halb abgepflückte Traube verliert Wasser, und die hängen gebliebenen Beeren werden schnell weich, klebrig und ungenießbar. Wenn die Traube sehr groß ist, empfiehlt es sich eher, kleine Traubenästchen abzupflücken, als einen Teil der Beeren einzeln zu essen. Sie sollten Trauben auf keinen Fall einfrieren!

7

• • • • • • • • •

Ihre Traubenkur – Schritt für Schritt

Die Traube ist die Erste unter den Früchten
des Herbstes und die nahrhafteste Frucht von allen,
die sich nicht aufbewahren lassen.

Galenus

Beginnen Sie die Traubenkur wie ein Abenteuer, das sowohl den Körper als auch die Seele betrifft. Um dabei Erfolg zu haben, müssen Sie den richtigen Zeitpunkt auswählen, sich darauf vorbereiten, die richtigen Schlüsse aus jedem Augenblick und jeder Reaktion ziehen und unvermutete Kräfte bei sich freisetzen, damit Sie die Kur als neuer Mensch beenden können – gereinigt, zu strahlender Form erneuert, von subtilen Energien durchdrungen und von frischem Geist belebt, in einem Maße, wie Sie es nie zuvor gespürt haben. Und dann wird das Leben einfach …

Die Prinzipien des Erfolgs

Machen Sie sich klar, dass Sie zehn Tage nichts anderes als Trauben essen werden.

Um von den Wohltaten der Traubenkur voll und ganz zu profitieren, müssen Sie die Regeln genau einhalten. Die erste und oberste Regel ist, während der zehn Tage der reinen Traubenkur nichts anderes als Trauben zu essen. Da Trauben sehr kalorienhaltig sind, könnte der Körper sonst durch die zusätzliche hohe Kalorienzufuhr aus den Trauben übersättigt werden, statt in dem Maße auszuscheiden, wie das bei einer Trauben-Monokost der Fall ist. Das ist gar nicht so einfach, werden Sie sagen. Aber sind im Leben die Dinge, die uns die größte Befriedigung verschaffen, wirklich die einfachsten? Erfahren Künstler, Wissenschaftler, Sportler und die großen Wirtschaftsbosse die höchste Befriedigung der Kreativität, der Entdeckung und des Erfolgs, weil das, was sie tun, einfach ist?

Wann soll man mit der Kur beginnen?

Während der Zeit, zu der die Weinlese in vollem Gange ist, zwischen Anfang September und Ende November, vor Ankunft der ersten Fröste. An diesen schönen goldenen Tagen, wo man den Sommer verlängern möchte, wird die Traubenkur Ihrem Organismus helfen, die unerlässliche hormonale Umstellung von der heißen zur kalten Jahreszeit durchzuführen. Aufgeladen mit Sonnenlicht, Vitaminen, Spurenelementen und Antioxidantien, die sie im Laufe des Sommers gesammelt hat, stellt uns die Traube in dieser Zeit all ihre vitalen

Kräfte zur Verfügung. Nachdem Sie sich mit Energie voll getankt und Ihr Immunsystem auf natürliche Weise »gedopt« haben, werden Sie sich problemlos den Härten des Winters stellen können. Warten Sie nicht zu lange, denn wenn man sich ausschließlich von frischem Obst ernährt, neigen der Körper und vor allem die Extremitäten dazu, sich abzukühlen. Deshalb ist die Kur im Winter weniger angenehm als während der milden Herbsttage. Ein weiterer, nicht zu vernachlässigender Vorteil besteht darin, dass die Preise für Trauben im Herbst am niedrigsten sind.

Sobald die Kinder nach den Sommerferien wieder zur Schule gehen und Sie Ihren Haushalt nach dem Urlaub wieder richtig im Griff haben, ist Ihr Geist frei genug, um Ihre Kur zu planen, die in drei Phasen ablaufen wird: Vorbereitung, reine Kur und Übergang.

Beginnen Sie die erste Phase (Vorbereitung) am besten eine Woche nach Neumond. Nach Auffassung der chinesischen Medizin weckt der zunehmende Mond die inneren Organe, die Körpersäfte beginnen zu kreisen, und die Meridiane füllen sich mit Energie. Die Ausscheidungsvorgänge, die bei Vollmond ausgelöst werden, erreichen ihren Höhepunkt im letzten Viertel des Mondes. Ich versichere Ihnen, dass Sie während des nächsten Mondumlaufs Bäume ausreißen werden! Und nun schnell in den Kalender geschaut!

Wie lange »traubenkuren«?

Nehmen Sie sich insgesamt 24 Tage Zeit: sechs Tage für die Vorbereitung, zehn Tage für die reine Traubenkur und eine Woche für den allmählichen Übergang zur Normalkost. Diesen vollständigen Zyklus sollten Sie unbedingt von Anfang bis Ende durchlaufen, in seiner ganzen Länge und unter Einhaltung seiner drei Phasen, wenn Sie aus der Kur echten Gewinn ziehen wollen. Die Traube ist eine sehr nahrhafte, kalorien- und zuckerreiche Frucht, die der Organismus erst nach entsprechender Vorbereitung in größeren Mengen verarbeiten kann. Zehn Tage oder ein bisschen länger, wenn Sie Lust dazu haben, sind notwendig, damit der ganze tief greifende Zyklus der Ausscheidung, der Ausleitung und der Regeneration von Organen und Geweben vollendet werden kann. Früher aufzuhören oder die letzte Phase zu versäumen würde dazu führen, dass man das Beste der Traubenkur verschenkt, ja sogar all ihre Wirkungen zunichte macht.

Wie Dr. Duraffourd erklärt: »In der ersten Woche werden die Giftstoffe und Schlacken gelöst und von den Stellen entfernt, an denen sie abgelagert waren. Die wirkliche Ausscheidung beginnt erst vom siebten Tag an. Wenn man die Kur früher abbricht, hat man seinen Schlamm und Schmutz aufgewühlt, aber man hat nichts ausgeschieden, und die ganze Mühe hat nicht viel gebracht. Vom siebten Tag an beginnt man sich wirklich wohl zu fühlen, und die meisten Leute sagen, dass sie gerne noch eine Woche oder zehn Tage weitermachen möchten. Ich spreche da durchaus aus Erfahrung, denn seit 15 Jahren mache ich diese Kur jedes Jahr, und je öfter ich sie mache, desto weniger möchte ich aufhören. Und das, obwohl ich gutes Essen durchaus genieße!«

Und schließlich wäre es am Ende einer so gründlichen Entgiftung äußerst schädlich, sich von einem Tag auf den anderen auf ein Steak mit Pommes frites zu stürzen. Schlimmstenfalls würde das zu Unverträglichkeitsreaktionen führen; bestenfalls würden Sie Ihre bemerkenswerten Anstrengungen und Leistungen einfach auf den Müll werfen.

Was tun in Gesellschaft?

Während der ersten Tage, besonders wenn Sie zum ersten Mal traubenkuren und Ihre Reaktionen nicht vorhersehbar sind, wäre es klug, Einladungen zum Abendessen abzulehnen. Nachdem Sie sich jedoch ein paar Jahre in Folge an die Prüfungen der Traubenkur gewöhnt haben, werden Sie durchaus in der Lage sein, ein opulentes Mahl für eine Schar fröhlicher Gäste zuzubereiten, die von Ihrer Willenskraft beeindruckt sein werden, während Sie gleichzeitig Ihre *Chasselas de Moissac*-Trauben abzupfen, ohne im Geringsten in Versuchung zu geraten – so wie ich das bei mehr als einer Gelegenheit getan habe!

Bereiten Sie auch Ihre Nächsten darauf vor und versuchen Sie, Ihren Lebenspartner davon zu überzeugen mitzumachen. Wenn er ablehnt, bitten Sie ihn, Ihre Entscheidung zu respektieren. Aber machen Sie sich gefasst auf das Gespött und die feigen Versuche, Sie von Ihrem Weg abzubringen. Ihre Argumente? Die finden Sie haufenweise auf diesen Seiten …

Wenn Sie Kinder haben, sollten Sie ihnen ihre üblichen Mahlzeiten zubereiten, denn die Traubenkur ist vor dem Erwachsenenalter weder notwendig noch empfehlenswert. Aber nutzen Sie die Chance, den jungen Menschen eine gesündere, natürlichere Ernährungsweise näher zu bringen. Denn das könnte es Ihnen auch ersparen, zu lange am Herd stehen zu müssen. Am besten servieren Sie ihnen jeden Tag frische Trauben und andere Früchte, Rohkost und Teigwaren sowie einfach gegrillten oder gebratenen Fisch oder Fleisch.

Wenn Sie berufstätig sind, können Sie täglich zwei Kilogramm Trauben mit ins Büro nehmen, die Menge, die Sie während des Tages brauchen. Machen Sie alle zwei Stunden eine Traubenpause. Anstatt in der Mittagspause im Bistro an der Ecke einen Käse-Schinken-Toast zu verschlingen, können Sie im nächstgelegenen Park oder am Flussufer spazieren gehen und dabei Ihre Muskattrauben genießen. Warum nicht von der dadurch gewonnen Freizeit profitieren, um Sport zu treiben oder endlich den Schmöker zu lesen, der schon seit Wochen darauf wartet, verschlungen zu werden?

Kann man ein normales Leben führen, arbeiten, Sport treiben?

JA. Kein Problem, ganz im Gegenteil, denn sehr bald wird sich Ihre Energie verzehnfachen. Zwei bis drei Kilogramm Trauben am Tag liefern zwischen 1500 und 2100 Kalorien. Das entspricht nahezu Ihrem gewöhnlichen Tagesbedarf. Sie werden also weder unter Hunger noch unter Energiemangel leiden, wie zum Beispiel bei kalorienarmen Diäten. Und trotzdem geschieht das Wunder der Traubenkur: Sie werden schlanker und fitter werden.

Wenn Sie Sportler sind, so können Sie sehr wohl weiter trainieren und werden wahrscheinlich seltener Muskelkater bekommen als gewöhnlich. Zu meiner großen Überraschung habe ich diese Erfahrung selbst gemacht, wie ich Ihnen in der Einleitung erzählt habe. Um sich für ungewohnte Anstrengungen mit Energie zu versorgen, sollten Sie Ihre Traubenration vergrößern oder zu Rosinen (und Wasser!) greifen, wenn das unter bestimmten Bedingungen praktischer sein sollte. Aber unabhängig von Ihren Aktivitäten sind zwei Vorsichtsmaßnahmen wichtig: Nicht nur Traubenkur, sondern auch Toiletten sollten immer in Reichweite sein, denn Ihre Nieren werden funktionieren wie nie zuvor!

Welche Trauben darf man essen?

Alle, die Sie finden. Unabhängig von den Sorten, die Sie entdecken, kommt es darauf an, zu variieren. Vergessen Sie dabei die dunklen Trauben nicht, denn sie enthalten mehr Polyphenole; ihr Anteil sollte mindestens 50 Prozent Ihres Konsums betragen, wobei die Schalen gut mitgekaut werden sollten. Es ist unbedingt zu empfehlen, nicht mehrere Traubensorten gleichzeitig zu essen und vorzugsweise lokale Produkte der Saison auszuwählen.

Wie bereits gesagt, sollten Sie für eine Traubenkur möglichst Biotrauben auswählen. Aber seien Sie in diesem Punkt nicht zu fanatisch, falls das für Sie zu kompliziert sein sollte. Wenn Sie zum Beispiel die ganze Stadt durchqueren müssen, um ein paar Biotrauben zu finden, kaufen Sie lieber Ihre Lieblingssorte beim Obsthändler um die Ecke und waschen Sie sie gründlich vor dem Essen.

Darf man Wein trinken?

NEIN. Auch wenn Wein aus Trauben gemacht wird, auch wenn der Rotwein eine höhere Konzentration an Polyphenolen aufweist als die Beeren, aus denen er gekeltert wird, so enthält er doch Alkohol, dessen Ausscheidung die Leber belastet. Nun ist es aber in erster Linie die Leber, die man in der Zeit der Ausleitung durch die Traubenkur schonen muss, um ihr Gelegenheit zur Entgiftung und Regeneration zu geben.

Darf man Traubensaft trinken?

NEIN. Allerhöchstens frisch gepressten Saft als Energie-schub bei größerer körperlicher Anstrengung, denn Saft ist sehr viel konzentrierter und kann je nach Qualität auch mehr Zucker enthalten. Weil er ausschließlich aus dem Frucht-fleisch der Trauben – ohne Schalen und Kerne – gewonnen wird, enthält Saft viel weniger Polyphenole als Wein. Besten-falls kann man sich ausnahmsweise einen kleinen Apéritif gönnen.

Soll man seine Medikamente
weiter nehmen?

JA. Falls Sie unter einer schweren Krankheit leiden, sollten Sie zuerst Ihren Arzt fragen, ob eine Traubenkur ratsam ist. Bei hohem Blutdruck werden Sie wahrscheinlich feststellen, dass Sie die Dosis Ihrer blutdrucksenkenden Mittel während der Traubenkur reduzieren können.

Nichts spricht dagegen, dass Sie die Pille nehmen oder eine Hormontherapie in der Menopause machen. Wenn Ihre Nase läuft, wenn Sie Kopfweh haben oder wenn Sie unter Verstopfung leiden, brauchen Sie jedoch keine chemischen Produkte zu verwenden. Diese kleinen Unpässlichkeiten, die mit den Entgiftungsvorgängen zusammenhängen, wer-den im Verlauf der Kur von selbst vergehen.

Kann man Präparate
zur Nahrungsergänzung nehmen?

Das ist unnötig, denn die Kur liefert Ihnen alle Vitamine und Mineralstoffe, die Sie brauchen. Wenn Sie wieder zur Normalkost zurückgekehrt sind, kann die regelmäßige Einnahme von Nahrungsergänzungsmitteln die Wirkungen der Traubenkur verlängern und verstärken, aber während der Kur sollten Sie sie ihre Wunder wirken lassen.

Wie soll man sich psychologisch
vorbereiten?

Wie auf ein wichtiges, außergewöhnliches, kostbares Ereignis, das Ihnen unvergleichliche Freude bereiten wird. Wenn Sie die Kur mit Abenteuer- und Entdeckergeist durchleben, hat sie nichts Frustrierendes an sich, ganz im Gegenteil. Um sich der Herausforderung zu stellen, sollten Sie sich an den Sportlern ein Beispiel nehmen: Bereiten Sie sich vor wie ein Champion, und motivieren und verhalten Sie sich entsprechend!

Taxieren Sie Ihren Gegner

Ihr Gegner – das sind Sie selbst! Sammeln Sie Ihre Kräfte und meiden Sie Ihre Schwächen. Machen Sie sich darauf gefasst, sich der Esslust, der Trägheit und den Versuchungen Ihrer Freunde stellen zu müssen. Bereiten Sie intelligente Abwehrstrategien auf jede Attacke vor. Das Verlangen, etwas anderes zu essen? Während dieser außergewöhnlichen Tage, an denen Sie einfachere Genüsse erleben, werden die Camembertschnittchen, die gegrillten Sardinen, die neapolitanischen Pizzas oder die Schmorbraten mit Speckwürfeln nicht von diesem Planeten verschwinden, und die guten Restaurants werden nicht Bankrott machen. Nach drei kurzen Wochen werden Sie dann alles umso mehr genießen, wenn Sie es mit einem frischen Gaumen wieder entdecken.

Die Freunde? Sie werden Sie beneiden und bewundern, wenn Sie sehen, wie Sie vor Energie strahlen. Anstatt vergebens zu versuchen, sie zu überzeugen, sollten Sie das Gespräch auf Themen lenken, die tausend Meilen von der Traubenkur entfernt sind.

Manchmal müssen Sie sich vielleicht überwinden, um mit der Kur fortzufahren. Wie es der Motorradchampion Cyril Neveu, mehrfacher Sieger von Paris-Dakar, ausdrückt: »Wenn man an der Spitze sein will, muss man sich vergewaltigen! Aber sehr bald ist man so zufrieden, dass man es getan hat …«

Weggefährten finden

Es ist viel leichter und lustiger, eine Erfahrung in einer Gruppe zu machen. Ein Tor beim Fußball wird nach einer Serie von mehreren Pässen geschossen. Wenn ein gewisser Überdruss Sie zum Schwachwerden verleiten will, wird Ihnen ein kurzer Anruf bei Ihrem Komplizen, der in seinem Büro auch gerade Trauben isst, wieder Mut machen. Dabei genügt es, Ihre Erfahrungen auszutauschen, die Vorzüge von *Chasselas* und *Italia* zu vergleichen oder ihm von dem kleinen Obsthändler zu erzählen, der ganz fantastische Biotrauben verkauft, um die Lust auf die erfolgreiche Fortsetzung Ihres Unternehmens wieder zu wecken.

Gönnen Sie sich eine Belohnung

Die erste Traube am Morgen ist ein wahrer Hochgenuss. Ab 17 Uhr wird es Ihnen schwerer fallen. Das ist der Moment, wo man Durchhaltevermögen braucht. Planen Sie interessante Freizeitbeschäftigungen ein, um sich abzulenken. Gehen Sie zur Gymnastik oder ins Kino, besuchen Sie eine Ausstellung, beginnen Sie zu malen, schreiben Sie an Ihre Freunde oder lernen Sie, wie man ein Grafikprogramm am Computer benutzt.

Setzen Sie sich kurzfristige Ziele und genießen Sie jedes einzelne Ziel, wenn Sie es erreicht haben. Ein freier Abend, an dem Sie nicht kochen müssen? Ein neuer Haarschnitt wird Sie verwandeln. Eine Nummer kleiner um die Hüften? Gönnen Sie sich das schicke Kleid, von dem Sie träumen. Wenn dann der Abend kommt, können Sie sich zu diesem erfolgreichen Tag beglückwünschen und am nächsten Morgen mit gestählter Motivation erwachen.

Lassen Sie sich von einem Fehltritt nicht aus der Bahn werfen

Sie sind wegen eines Brötchens mit Ziegenkäse schwach geworden? Das hätten Sie zwar besser bleiben lassen, aber trotzdem ist das noch kein Grund aufzugeben. Ein Siegertyp zeichnet sich durch Bescheidenheit und Klarheit aus. Akzeptieren Sie, dass Sie nicht immer perfekt sind, und machen Sie sich klar, dass man darüber hinwegkommt, sobald man sich nicht zwei Schwächen hintereinander erlaubt. Um Ihren Fehltritt zu kompensieren, können Sie Ihre Kur ja um ein oder zwei Tage verlängern. Machen Sie einfach weiter, mit Blick auf das Ziel und mit zehnfacher Energie!

Nehmen Sie den Sieg vorweg

Halten Sie den Blick auf das Ziel gerichtet, das Sie sich gesetzt haben. Sofort, heute Abend, morgen, in zehn Tagen, in diesem Winter. Auf den Siegerlorbeer. Denn es ist das Selbstvertrauen, das uns siegen lässt. Ein Vertrauen, das durch Geduld und Willenskraft erlangt wird. Bei Hochleistungssportlern kommt es auf die psychische Verfassung an. Derjenige siegt, der die beste Kampfmoral besitzt, nie seine Konzentration verliert und sich von keinem Ereignis unterkriegen lässt. Unempfindlich gegen Regen, unbeeindruckt von den Grimassen des Gegners, ungerührt bei den Fehlentscheidungen des Schiedsrichters, verfolgt er sein Ziel Schritt für Schritt und vertraut dabei auf seine eigenen Kräfte. An allen Fronten aktiv sein, möglichst viele Trümpfe sammeln, möglichst nichts dem Zufall überlassen – diese Strategie gibt der Siegesfreude ihren Wert. Diese Begeisterung des Siegers, die Sie voll auskosten werden, wenn Sie den Marathon der Kur durchlaufen haben, wird sich in einer großen Kraft manifestieren. Fangen wir also an!

Die Traubenkur in drei Phasen

1. Phase: Vorbereitung

- Sechs Tage.
- Lassen Sie jeden Tag eine Nahrungsmittelkategorie weg.
- Essen Sie täglich (nur) drei Mahlzeiten.
- Sie dürfen noch Kaffee und Wein trinken.
- Trinken Sie jeden Tag einen Liter ausleitenden Kräutertee.
- Machen Sie jeden Morgen fünf Minuten Gymnastik.
- Gehen Sie zwei- oder dreimal pro Woche ins Fitnessstudio oder zum Sport.
- Gehen Sie in die Sauna und machen Sie ein Ganzkörperpeeling.
- Besuchen Sie eine Osteopathin, die Ihren Körper wieder ins Lot bringen kann.
- Sie werden beginnen, Wasser und Volumen zu verlieren.

2. Phase: reine Traubenkur

- Zehn Tage.
- Essen Sie nichts als Trauben.
- Alle zwei Stunden.
- Sie trinken keinen Kräutertee mehr.
- Trinken Sie nichts mehr, außer einem Glas Wasser nach dem Aufstehen.
- Hören Sie mit dem Rauchen auf, sofern Sie das wollen.
- Treiben Sie weiterhin regelmäßig Sport.
- Zweimal Sauna und Peeling.
- Besuchen Sie Ihre Osteopathin.
- Sie verlieren Pfunde und Rundungen. Sie kommen in Form!

3. Phase: Übergang

- Acht Tage.
- Essen Sie jeden Tag wieder eine neue Lebensmittelkategorie.
- Entdecken Sie, welchen Genuss gutes Essen bereiten kann.
- Treiben Sie weiter Sport.
- Sauna und Peeling, wie Sie mögen!
- Sie rauchen nicht mehr.
- Noch eine Osteopathie-Sitzung.
- Sie sind schlank.
- Ihr Teint ist strahlend.
- Ihre Haare sind kräftig: Gehen Sie zum Friseur!
- Jetzt kann der Winter kommen …

Erste Phase: Eine Woche lang vorsichtig reduzieren

Sind Sie bereit? Haben Sie Lust, sich auf diese abenteuerliche Reise zu begeben? Ist Ihr Entschluss, bis zur letzten Traube durchzuhalten, unerschütterlich? Wissen Sie, dass Sie eine Menge überraschender Freuden und Seelenzustände entdecken werden? Ihre Umgebung wird Sie dabei sowohl mit neugierigen als auch mit wohl wollenden Blicken verfolgen. Nun denn, auf geht's!

An jedem Tag der nun folgenden Woche werden Sie eine Nahrungsmittelkategorie von Ihrem Speiseplan streichen, eine nach der anderen, bis nur noch Trauben übrig bleiben. Jeden Tag trinken Sie einen Liter ausleitenden Kräutertee. In dieser ersten Phase steigen Sie sanft und stressfrei in die Kur ein. Das ermöglicht es Ihnen, den Übergang zur reinen Traubenkur mit einem bereits gereinigten Organismus anzugehen, und trägt dazu bei, dass Sie besser ausscheiden und abnehmen können. Wenn Sie die Spielregeln in dieser Phase genau einhalten, werden Sie den unangenehmen Begleiterscheinungen der ersten reinen Traubentage – wie Blähungen, Kopfschmerzen oder Mundgeruch – entgehen. Während dieser Woche hindert Sie nichts daran, sich mit Ihrer Familie zu Tisch zu setzen oder zusammen mit Freunden eine gute Mahlzeit zu genießen. In den meisten Restaurants oder Kantinen gibt es Teigwaren, Salate und Gemüse, die Sie nach Wunsch wählen können.

1. Tag: *Fleisch und Geflügel weglassen*
Streichen Sie Fleisch und Geflügel, aber essen Sie ganz normal Fisch, Eier, Getreideprodukte, Hülsenfrüchte, Gemüse und Obst. Sie können sie nach Belieben zubereiten und dürfen auch Wein und Kaffee trinken. Um Ihre Haut zur besseren Ausscheidung anzuregen, gehen Sie in die Sauna und machen ein Gesichts- und Ganzkörperpeeling.

2. Tag: *Fisch und Meeresfrüchte weglassen*
Sie können Linsen, Hülsenfrüchte und Bohnen, Pasta und Reis, Brot, Käse, Jogurt, Eier, Gemüse, Salat und Obst essen. Kaffee ist immer noch erlaubt und zwei Gläschen Wein ebenso.

3. Tag: *Eier und Milchprodukte weglassen*
Genießen Sie Linsen mit kleinen Zwiebeln und Petersilie, Tagliatelle mit Tomatensoße und Basilikum oder ein Pilzrisotto. Essen Sie Obst oder trinken Sie frisch gepresste Säfte. Genehmigen Sie sich ein Gläschen Wein, wenn Ihnen das gut tut.

Kräutertee zur Ausleitung

Um die Ausscheidungsvorgänge anzuregen und Ihre Organe auf eine intensive Ausleitung einzustellen, ist es wichtig, sie von Anfang an auszuleiten. Während der sechstägigen Vorbereitungsphase trinken Sie täglich einen Liter von diesem Kräutertee.

Trinken Sie jeweils eine Tasse: morgens auf nüchternen Magen, im Lauf des Vormittags, eine halbe Stunde vor dem Mittagessen, am Nachmittag, eine halbe Stunde vor dem Abendessen und kurz vor dem Schlafengehen.

Quecke (Wurzel)   Birke (Blätter)
Klette/*bardano* (Wurzel)   Erdbeere (Blätter)
Erdrauch/*fumus terrae* (Pflanze)   Zitrone (Schale)
Artischocke (Blätter)   Minze (Blätter)

Quecke und *Klette*: wirksam zur Ausleitung von Leber, Gallenblase und Nieren. *Klette* reinigt die Haut. *Erdrauch* sorgt für die Ausleitung der Bauchspeicheldrüse und verbessert die Assimilierung der Zuckerstoffe. *Artischocke* regt die Gallensekretion an. *Birke* wirkt diuretisch und entzündungshemmend. *Erdbeere* ist diuretisch und lindert rheumatische Beschwerden. *Zitrone* tonisiert, stimuliert das Immunsystem und aktiviert die Ausscheidung von Fetten. *Minze* fördert Diurese und Verdauung und verhindert Infektionen.

Kaufen Sie die Zutaten in loser Form, möglichst aus biologischem Anbau, in der Apotheke oder bei einem Kräuterhändler. Falls der Händler Ihnen die Mischung nicht zubereiten kann, mischen Sie selbst alle Bestandteile zu gleichen Teilen und bewahren sie in einer Papiertüte an einem lichtgeschützten Ort auf.

Jeden Morgen geben Sie drei Esslöffel von dieser Mischung in eine große Teekanne und übergießen sie mit einem Liter Quellwasser, Mineralwasser oder filtriertem Wasser. Um seine mineralischen Eigenschaften zu bewahren, sollte das Wasser siedend heiß sein, aber nicht gekocht werden. Lassen Sie den Tee 15 Minuten ziehen. Filtrieren und gießen Sie den Tee in eine Kanne oder eine Thermosflasche, die Sie mit zur Arbeit nehmen können. Diesen ziemlich bitteren Tee können Sie nach Belieben warm oder kalt trinken. Wenn Sie möchten, süßen Sie den Tee mit einem Löffel Honig.

4. Tag: Hülsenfrüchte weglassen

Zum Frühstück trinken Sie ein Glas frischen Orangen- oder Grapefruitsaft und essen ein Vollkornbrot mit Marmelade. Zu den Mahlzeiten gibt es eine große Schüssel Rohkostsalat mit Olivenöl und Balsamico-Essig sowie gedämpftes Gemüse, gewürzt mit aromatischen Kräutern. Ein Achtel Wein und eine Tasse Kaffee sind genug. Sie haben schon abgenommen, vielleicht sogar ein Kilo, nicht wahr?

5. Tag: Getreideprodukte weglassen

Schluss mit Brot, Teigwaren und Reis. Machen Sie sich einen großen Rohkostsalat, eine Ratatouille und einen Obstsalat. Knabbern Sie Obst oder trinken Sie Saft, wenn Sie zwischendurch ein wenig Hunger verspüren. Eine Tasse Kaffee, wenn Sie wollen, und warum nicht ein Glas Champagner, um den letzten Tag zu feiern, an dem Sie sich das erlauben dürfen? Fühlen Sie sich nicht schon ganz leicht, von Kopf bis Fuß?

6. Tag: Gemüse, Öl, Kaffee und Wein weglassen

Dies ist der große Obsttag. Heute gibt es weder Kaffee noch Wein. Den ganzen Tag über essen Sie so viel Obst, wie Sie mögen, in allen Varianten, gekocht, roh oder getrocknet, als Saft, Salat oder Kompott. Genießen Sie nach Herzenslust, ohne auf die Menge zu schauen, aber ohne sich voll zu stopfen. Am nächsten Morgen werden Sie mit der eigentlichen Traubenkur beginnen …

Am 5. oder 6. Tag: Zur Osteopathin gehen

Sie wird Ihre Gelenke ausrichten und Ihren Organismus perfekt regulieren, zur Vorbereitung auf die reine Traubenkur.

Zweite Phase: Zehn Traubentage

Von heute an werden Sie an den folgenden zehn Tagen über den ganzen Tag verteilt nichts als Trauben essen. Nichts Einfacheres, Angenehmeres und Gesünderes, unter der Bedingung, dass Sie ein paar wesentliche Regeln einhalten. Zuerst möchte ich Ihnen raten, sich von großen Gelagen fern zu halten. Stundenlang an einer festlichen Tafel auszuharren würde Ihnen eine äußerst stoische Haltung abverlangen und Sie zudem zwingen, sich ständig auf langwierige und missverständliche Erklärungsversuche einzulassen.

Besorgen Sie sich zwei bis drei Kilogramm Trauben pro Personen und Tag

Während der ersten Tage werden Sie über die Mengen staunen, die man zu verschlingen vermag, wenn man den ganzen Tag lang eine Traube nach der anderen verspeist. Wenn Ihr Appetit größer sein sollte, erhöhen Sie die Ration, schränken Sie sich nicht ein.

Essen Sie täglich mindestens ein Kilogramm dunkle Trauben
Dunkle Trauben enthalten rund zehnmal mehr Polyphenole
– diese tollen Entroster unserer Zellen – als die hellen. Wenn
Sie nur dunkle Sorten essen möchten, so ist das in Ordnung,
es besteht jedoch die Gefahr, dass Sie irgendwann genug
davon bekommen.

Waschen Sie die Trauben unmittelbar vor dem Verzehr
Um die Trauben vollständig von Staub zu befreien, waschen
Sie sie unter fließendem Wasser oder durch zweimaliges Eintauchen in eine große Wasserschüssel. Das gilt auch für Biotrauben. Damit die Trauben ihre Energie bewahren, sollten
Sie sie erst in dem Augenblick abzupfen, in dem Sie sie essen
wollen.

Beginnen Sie zum Frühstück mit Trauben
Gleich nach dem Aufstehen trinken Sie ein großes Glas Wasser, um nach der Nacht Wasser aufzutanken. Warten Sie dann
etwa zwanzig Minuten, bevor Sie Ihre ersten Trauben verspeisen.

Knabbern Sie alle zwei Stunden Trauben, um zu verhindern,
dass Sie eine Hypoglykämie bekommen
Weil die Traube hauptsächlich aus Wasser und Zucker besteht, passiert sie den Magen sehr rasch, wenn sie allein –
unter Ausschluss jedes anderen Lebensmittels – verzehrt
wird. Sie wird rasch verdaut, und ihr Zucker gelangt schnell
in die Blutbahn. Essen Sie eine Traube voll Beeren, und holen
Sie sich die nächste, sobald sich der Hunger meldet. Vergessen Sie Ihren gewohnten Rhythmus von drei Mahlzeiten pro
Tag, denn das würde Sie dazu verleiten, zu viele Trauben auf
einmal zu verschlingen.

Genießen Sie die Trauben in kleinen Portionen, und lassen Sie sich Zeit dabei

Ein paar Beeren auf einmal, höchstens eine ganze Traube, um den Magen nicht zu voll zu stopfen. Wenn Sie zu viele Trauben zu schnell verschlingen, könnten Sie Druckschmerzen im Bereich des Solarplexus verspüren – das ist Ihr Magen, der gegen das Zwerchfell drückt. Aber keine Panik! Legen Sie sich dann flach auf den Boden oder auf ein Sofa und warten Sie ein paar Minuten (im Allgemeinen genügen fünf Minuten), bis die Früchte beginnen, den Magen zu verlassen.

Kauen Sie auch Traubenschalen und -kerne

In diesen beiden Traubenteilen stecken die meisten Polyphenole, die Ihre Zellen vor Alterung und Verschmutzung schützen und Ihren Organismus winterfest machen. Sobald Sie sie gut zerdrückt und zerkaut haben, schlucken Sie das Ganze. Wenn Ihnen die Kerne zu bitter sind, sollten Sie sich wenigstens bemühen, sie bei jeder zweiten Beere mitzukauen. Das wird Ihnen bald gefallen. Es wäre doch schade, das Beste auszuspucken!

Eine Sorte Trauben auf einmal

Einerseits ist es besser, nicht verschiedene Traubensorten gleichzeitig zu essen, andererseits rate ich Ihnen, alle Sorten zu probieren, die Sie während der zehn Tage auftreiben können. Wechseln Sie ab, von Morgen bis Abend und von Tag zu Tag. Machen Sie gute Lieferanten ausfindig und geben Sie die Adressen an Ihre Freunde weiter.

Essen Sie nichts anderes, auch keine Rosinen

Das ist wahrscheinlich der wichtigste Punkt der Traubenkur. Jede Zufuhr eines anderen Nahrungsmittels würde die ausscheidenden und schlank machenden Wirkungen der Traube zunichte machen, die sie nur dann hat, wenn sie als Monokost verzehrt wird. In Kombination mit anderer Nahrung bestände im Gegenteil die Gefahr, dass ihre Zucker und Kalorien zur Gewichtszunahme führten.

Trinken ist dabei überflüssig

Trauben enthalten reichlich Wasser. Drei Kilogramm liefern über zwei Liter Wasser und decken damit den Tagesbedarf Ihres Körpers. Wenn Sie trotzdem Durst verspüren, können Sie eine halbe Stunde vor oder nach dem Traubenverzehr Wasser trinken. Wenn Sie Wasser gleichzeitig mit den Trauben trinken, könnte das Ihren Magen dehnen und seine Entleerung verzögern. Wenn Sie unbedingt wollen, können Sie auch Traubensaft trinken, aber erwarten Sie nicht, dass das förderlich ist. Denn wie wir gelernt haben, verstecken sich die Polyphenole in der Schale und den Kernen, die im Saft fehlen. Meiden Sie Kaffee, dessen hoher Koffeingehalt die Ausscheidungsmechanismen der Kur stören würde. Für den Fall, dass Sie einen kleinen Aufputscher brauchen, können Sie eine Tasse (grünen) Tee trinken, denn der Teestrauch gehört wie die Trauben zu den Pflanzen mit dem höchsten Gehalt an antioxidativen Polyphenolen.

Keinen Kräutertee mehr trinken

Da die Trauben für eine kraftvolle Ausleitung all Ihrer Organe und Ihrer Haut sorgen, brauchen Sie keinen Tee mehr zu trinken.

Zweimal Peeling während der reinen Traubenkur

Um die Hautdrainage zu unterstützen, sollten Sie nicht vergessen, am Anfang und gegen Ende der Kur mit einer Woche

Abstand ein Gesichts- und Ganzkörperpeeling durchzuführen.

Zwischen dem 7. und 10. Tag der reinen Traubenkur zur Osteopathin gehen
Diese zweite Sitzung wird die positiven Wirkungen der Kur unterstützen.

16. Tag nach dem Start und 10. und letzter Tag der reinen Traubenkur
Die eigentliche Kur geht zu Ende. Morgen werden Sie wieder Obst essen dürfen. Sie haben noch nicht genug? Fühlen Sie sich stark genug, um noch ein paar Tage weiter zu machen? Haben Sie wirklich Lust dazu? Kein Problem. Machen Sie höchstens noch vier bis fünf Tag weiter, wenn Sie möchten. Aber dann sollten Sie nach 15 Tagen Monokost den Schlussstrich ziehen und allmählich zur normalen Ernährung übergehen. Eine Kur funktioniert genau deshalb, weil es eine Kur ist – das heißt eine außergewöhnliche Periode, die einmal im Jahr durchlebt werden soll. Anderenfalls wird diese Gesundheitsmaßnahme zu einer wirkungslosen Routine oder schlimmstenfalls sogar zu einer Verhaltensstörung.

Dritte Phase: Eine Woche allmählicher Übergang zu Normalkost

Es braucht mindestens eine Woche, um zur abwechslungsreichen Ernährung und zum üblichen und korrekten Essrhythmus von drei Mahlzeiten am Tag zurückzufinden. Genau so wie Sie zu Anfang eine Nahrungsmittelkategorie nach der anderen aus Ihrer Kost gestrichen haben, werden Sie sie in derselben Reihenfolge allmählich wieder in Ihren Speiseplan aufnehmen. Außerhalb der Mahlzeiten werden Sie weiterhin ein paar Trauben knabbern. Wenn Sie sich für jede Stufe des Übergangs zwei Tage Zeit lassen könnten, wäre es noch besser: Denn je langsamer Sie dabei vorgehen, desto bessere Aussichten haben Sie, sich die Pfunde, die Sie gerade so schnell verloren haben, nicht wieder zuzulegen.

In dieser Woche werden Sie ein paar außergewöhnliche Genüsse erleben und auf den neu belebten Geschmackspapillen den Geschmack jedes Nahrungsmittels entdecken wie ein Säugling, aber mit dem Unterschied, dass Sie das mit dem vollen Bewusstsein eines Erwachsenen genießen können – einem Bewusstsein, das durch die gerade durchlebte Entdeckungsreise geklärt und geschärft wurde.

1. Tag: Früchte essen
Am Morgen beginnen Sie mit Trauben, ohne etwas anderes zu sich zu nehmen. Dann essen Sie über den ganzen Tag verteilt andere Früchte, eine Sorte auf einmal, ohne zu mischen. Tagsüber knabbern Sie zwei- oder dreimal Trauben.

2. Tag: Früchte mischen
Beginnen Sie Ihren Tag aufs Neue ausschließlich mit Trauben. Heute werden Sie Früchte in jeder Form zu sich nehmen: gekocht, roh oder getrocknet; als Saft, Salat oder Kompott. Wann immer Sie wollen. Zwischen diesen Fruchtmahlzeiten sollten Sie nicht vergessen, ein paar Trauben zu essen.

3. Tag: Gemüse, Öl und Rohkost essen
Zum Frühstück wieder Trauben, ohne Kaffee. Am Vormittag essen Sie eine Frucht oder trinken einen frischen Saft. Mittags genehmigen Sie sich einen Teller mit frischen grünen Bohnen,

al dente gedämpft, mit einem Spritzer Olivenöl. Hätte Sie sich jemals vorgestellt, einen solchen Hochgenuss beim Essen eines so einfach zubereiteten Gemüses zu empfinden? Wie knackig es zwischen den Zähnen ist! Kosten Sie seinen leicht süßen Geschmack und die ganz schwach brennende Milde des Olivenöls aus. Am Nachmittag wieder ein paar Trauben; und am Abend eine gute Suppe aus frischem Gemüse oder einen großen Rohkostteller mit aromatischen Kräutern.

4. Tag: Guten Tag, Brot und Getreide!

Zum Frühstück trinken Sie einen frisch gepressten Obstsaft und genießen ein Vollkornbrot mit Marmelade und eine Tasse Kaffee oder Tee, wenn Sie Lust darauf haben.

Mittags essen Sie einen vegetarischen Salat mit Olivenöl oder gedämpftes Gemüse mit Kräutern und Gewürzen. Am Nachmittag sollten Sie Ihre Traube *Chasselas* nicht vergessen. Am Abend kochen Sie frische Pasta *el pesto* oder mit Tomatensoße! Ist jetzt nicht auch der Zeitpunkt für Ihr Peeling gekommen?

5. Tag: Hallo, ihr Linsen!

Heute probieren Sie zu einer der Hauptmahlzeiten ein Linsen- oder Bohnengericht (ohne Fleisch) oder auch einen vegetarischen Couscous. Zur zweiten Mahlzeit begnügen Sie sich mit Gemüse oder Rohkost mit Olivenöl und Vollkornbrot. Vergessen Sie auch nicht Ihr Obst für den kleinen Hunger zwischendurch.

6. Tag: Willkommen, Käse!

Jetzt erleben Sie die höchste Ekstase: ein ausgereifter Camembert oder ein echter Roquefort auf einer Scheibe Vollkornbrot, mit Nüssen oder Rosinen, dazu ein Gläschen *Saint-*

Émilion (ein berühmter Bordeaux), einer der Weine mit höchstem Polyphenolgehalt. Unglaublich lecker! Ansonsten dürfen Sie essen, was Sie wollen, außer Fleisch, Fisch und Eiern, die Sie in den nächsten Tagen wieder entdecken dürfen.

7. Tag: Ein Ei, ganz neu!
Natürlich wachsweich, mit Baguettestückchen zum Eintunken und ein bisschen Butter mit natürlichem Meersalz von bester Qualität. Außerdem leckere, kleine, goldbraun gebackene Karotten, ein feines Spinatpüree oder mit Reis und Rosinen gefüllte Paprika und Tomaten wie in Griechenland.

8. Tag: Es leben der Fisch und die Meeresfrüchte!
Träumen Sie von Austern? Der Augenblick ist gekommen, wo Sie sich ein Dutzend genehmigen dürfen, mit einem Spritzer Zitrone oder Essig. Wenn Sie nicht Scholle oder Rochenflügel mit Trauben, eine Goldbrasse mit einer Soße aus Zitrone und Olivenöl oder Blinis mit Räucherlachs und einem Gläschen *Sancerre* (ein bekannter Weißwein von der Loire) oder einem Glas Champagner vorziehen. Ein wahres Festmahl! Und es ist so einfach, Maß zu halten, wenn man vom ersten Bissen an ein solches Vergnügen spürt! Essen Sie auch ein paar Trauben *Chasselas de Moissac*, einfach, um sich an ihren Geschmack zu erinnern …

9. Tag: Alles ist erlaubt
Um Ihr Abenteuer kulinarisch abzurunden, möchte ich Ihnen heute eine Scheibe frische Gänseleberpastete mit Trauben empfehlen, so wie man das in der Region von Bordeaux genießt. Natürlich mit einem guten Glas Rotwein, wie sich das gehört.

Ein Peeling von Kopf bis Fuß in der Sauna
Ganz einfach, um Ihre Kur in Sanftheit und Schönheit ausklingen zu lassen!

Am 8. und 9. Tag: Rendezvous mit der Osteopathin
Am Ende Ihres Parcours sorgt ein Besuch bei Ihrer Osteopathin für den letzten Schliff zur Wiederherstellung Ihrer
Form. Machen Sie sich darauf gefasst, dass Ihre Therapeutin
eine außergewöhnliche Verbesserung Ihres Allgemeinzustands konstatieren wird.

Welche Wirkungen dürfen wir von der Traubenkur erwarten?

- Während der Tage, an denen Sie nur Trauben oder Früchte
essen, scheiden Sie den ganzen Tag über aus. Sie müssen
oft Wasser lassen oder haben Stuhlgang. Das ist eine ganz
normale und gesunde Reaktion, da sich in Traubenschalen
und -kernen viele Faserstoffe befinden und das Fruchtfleisch einen hohen Wassergehalt hat. Stellen Sie sich einfach darauf ein, oft auf die Toilette gehen zu müssen.
- Bei manchen Menschen zeigt sich die umgekehrte Reaktion in Form von Verstopfung. Lassen Sie sich dadurch nicht
beunruhigen und nehmen Sie kein Abführmittel. Liegt das
vielleicht daran, dass Sie nicht genug Trauben essen? Trinken Sie Wasser (zwischen den Trauben) und seien Sie geduldig, denn diese Symptome werden bald vorübergehen.
- Es kann vorkommen, dass der Bauch aufgebläht ist, weil
sich zu viel Gas bildet. Dieses Phänomen, das bei so großem
Obstkonsum ganz normal ist, sollte Sie nicht beunruhigen.
Es hält nicht sehr lange an.

- An den ersten drei Tagen kann es passieren, dass Sie »anschwellen«, denn der Zucker aus den Trauben bindet Wasser im Gewebe. Bitte keine Panik! Sobald die Ausleitungsmechanismen in Gang kommen, werden Sie alles im Eilverfahren ausscheiden. Aber wenn Sie die erste vorbereitende Woche gewissenhaft durchgeführt haben oder wenn Ihr Organismus zu Beginn nicht zu sehr verschlackt ist, werden Sie bestimmt nicht »aufgehen«. Kopfweh, Juckreiz, Pickel, Mundgeruch und belegte Zunge, Müdigkeit und manchmal auch Schlaflosigkeit sind während der ersten Tage der Kur normale Reaktionen der Anpassung und Ausscheidung. Bei besonders empfindlichen und toxisch belasteten Personen kann sich das in Form einer Erkältung, eines Fieberschubs oder einer Hämorridenblutung äußern. Diese Erscheinungen zeigen an, dass Giftstoffe gelöst werden und in der Blutbahn kreisen, um dann ausgeleitet und ausgeschieden zu werden. Solche Krisen sind stets vorübergehend und bedürfen keinerlei Behandlung. Außerdem sind solche Unpässlichkeiten ziemlich selten. Bei den Umfragen von *Terre Vivante* wurden die häufigsten Reaktionen (Verstopfung und belegte Zunge) nur von vier Prozent der Teilnehmer erwähnt und die anderen von weniger als einem Prozent.
- Am vierten Tag verlieren Sie Gewicht und Volumen ... wenn das nötig ist.
- Am fünften Tag haben Sie genug. Trauben ekeln Sie an. Belohnen Sie sich mit einer kleinen Aufmunterung oder einer Ablenkung, die Sie auf andere Gedanken bringt. Gehen Sie zum Sport!
- Am siebten Tag ist Ihr Kopf klarer als jemals zuvor. Sie sprühen vor Energie. Sie brauchen weniger Schlaf. Nutzen Sie das, um Ihre Rückstände bei der Lektüre, der Korre-

Die sechs Klippen, die es zu vermeiden gilt

- Beginnen Sie nicht zu schnell mit der reinen Traubenkur; Sie laufen Gefahr »anzuschwellen« oder gar zuzunehmen.

- Beenden Sie die reine Kur nicht vor dem zehnten Tag, denn sonst wäre nicht genug Zeit für die Ausscheidung.

- Bilden Sie sich ja nicht ein, ein kleines Stückchen Käse würde nichts ausmachen. Dadurch kommen Sie aus dem Rhythmus und müssten die Kur verlängern.

- Einmal geht noch, aber zweimal – und schon haben Sie den Salat! Werden Sie ja nicht mehrmals hintereinander schwach – das wäre das Scheitern der Kur.

- Gehen Sie nicht zu schnell zur normalen Ernährung über, denn dadurch riskieren Sie, dass die verlorenen Pfunde im gleichen Tempo zurückkommen.

- Verfallen Sie nach der Kur nicht wieder in Ihre schlechten alten Gewohnheiten, denn dadurch würden die positiven Wirkungen der Kur nur allzu schnell zunichte gemacht.

spondenz, der Buchhaltung oder der Hausarbeit aufzuholen!

- Am zehnten Tag haben Sie zwischen drei und sechs Kilogramm abgenommen, wenn Sie überflüssige Pfunde hatten. Sie schlüpfen mühelos in Ihren engsten Rock. Aber die Schlanken haben ihr Normalgewicht behalten, und die Mageren haben vielleicht sogar etwas zugenommen! Sie verspüren einen unbändigen Bewegungsdrang. Ihr Teint war noch nie so strahlend, Ihre Augen noch nie so leuchtend, Ihr Haar noch nie so kräftig. Sie sind um zehn Jahre verjüngt!

Und nächstes Jahr?

Im ersten Jahr ist die Kur manchmal ein bisschen hart. Im zweiten Jahr ist alles viel einfacher. Und im dritten Jahr ist man »eingeschworen«. »Ich brauche meinen Patienten die Traubenkur gar nicht mehr verschreiben«, sagt Dr. Duraffourd, »sie machen sie von allein.« Im nächsten Jahr beginnt dann ein neues Abenteuer mit der Traubenkur …

8

Das Umfeld der Kur

Es reicht nicht aus, dass der Arzt das Nötige tut.
Der Patient und die Pflegepersonen sollten ebenfalls ihren Beitrag
leisten, und auch die Umstände müssen günstig sein.

Aus den Aphorismen des Hippokrates

Während der Traubenkur wird sich Ihr Organismus auch über die Haut, das größte Ausscheidungsorgan, entgiften. Alles, was zu diesem Ausscheidungsvorgang beiträgt, wird die Wirkungen der Kur verstärken: Peeling, Bürstenmassage, Sauna, Hammam (orientalisches/türkisches Bad). Bewegung und Sport bringen Sie ins Schwitzen und verhelfen Ihnen zu einer besseren Figur. Eine Osteopathie-Sitzung wird Ihre Gelenkverbindungen ausrichten und den Fluss Ihrer Körpersäfte beschleunigen. Gleichzeitig sollten Sie diese drei besonderen Wochen, die Ihnen ganz allein gehören, nutzen, um sich zu verwöhnen und sich ungewohnte Freuden zu gönnen. Solche privilegierten Momente werden Ihnen helfen, schwierige Phasen durchzustehen, verhindern, dass Sie schwach werden, und Sie in Ihrer Entschlossenheit bestärken.

Fitnessstudio und Sport, um Ihre Figur in Form zu bringen

Orthodoxe Ernährungsfachleute behaupten, dass man bei eiweißarmen Diäten mehr Muskeln als Fett verliert. Ich persönlich stehe dieser Theorie skeptisch gegenüber. Als Beweis sei angeführt, dass eine vegetarische Lebensweise bestimmte Sportler nicht daran hindert, an der *Tour de France* oder Marathonläufen teilzunehmen. Aber es stimmt schon, dass jede Form schneller Gewichtsreduktion zu Muskelschwund führen kann. Das lässt sich am besten durch körperliches Training verhindern, zumal der Nutzen des Sports für das Allgemeinbefinden nicht mehr bewiesen werden muss.

Wenn Sie pro Woche 2.000 Kilokalorien bei einer körperlichen Betätigung verbrennen, werden Sie Ihre Lebenserwartung um 29 Prozent verlängern. Wenn Sie den Umsatz auf 3.500 Kilokalorien steigern, vermindern Sie das Risiko eines frühzeitigen Todes um die Hälfte. Auch wenn Sie erst im Alter von 80 Jahren mit sportlichem Training beginnen, können Sie Ihre Lebensdauer um zwei Jahre verlängern. Diese Zahlen sind das Ergebnis einer Umfrage unter 1.700 ehemaligen Studenten der *Harvard University*.

Regelmäßiger und maßvoll betriebener Sport schützt Herz und Arterien, normalisiert den Blutdruck, stärkt die Knochen, beugt der Osteoporose vor, verhindert Diabetes und verlangsamt den Alterungsprozess. Er fördert den Abbau der »schlechten« Kilos und die Umwandlung von Fett in Muskeln. Dazu kommt noch, dass Sport das beste Mittel gegen Stress, Sorgen, Schlaflosigkeit, Depression und Antriebslosigkeit ist.

Um von den ausscheidenden, schützenden und aufbauenden Wirkungen des Sports zu profitieren, sollte man möglichst zwischen Ausdauertraining (wie schnellem Gehen, Langlauf, Radfahren, Schwimmen, Tanz, Aerobic, Skilanglauf) und Krafttraining, das einen harmonischen Muskelaufbau fördert, abwechseln. Dazu sind zwei Sitzungen pro Woche notwendig. Wenn Sie in der Stadt wohnen, ist die Anmeldung in einem Fitnessstudio immer eine sinnvolle Investition. Dort finden Sie die Kurse und die Ausrüstung, die sich für beide Arten von Training eignen. Außerdem wäre es förderlich, Golf, Tennis, Basketball oder Fußball zu spielen. Vor, nach und zwischen sportlichen Herausforderungen sollten Sie jedoch immer Übungen zum Muskeltraining, zur Dehnung und für Herz und Kreislauf machen.

Zu Hause sollten Sie sich jeden Morgen eine Viertelstunde Zeit nehmen, um Ihre Energien zu wecken und Ihre Muskeln zu aktivieren. Vor dem offenen Fenster praktizieren Sie tiefe Zwerchfellatmung und kreisen dazu mit gestreckten Armen. Zehn Minuten mit Liegestützen, Kniebeugen, Bauchgymnastik und Übungen für die Gesäßmuskeln. Wenn Sie diese berühmte Yoga-Übung kennen, die jeden Muskel und jedes Gelenk beansprucht, dann führen Sie den Sonnengruß *surya namaskara* aus. Zum Abschluss dehnen Sie sich in alle Richtungen. Nun sind Sie bereit für die Herausforderungen des neuen Tages. Eine angenehme Gewohnheit, die Sie zu Beginn der Kur einführen und Ihr ganzes Leben beibehalten sollten.

Peeling zur Reinigung der Haut

Indem es die Haut von abgestorbenen Zellen befreit, die ihre Atmung behindern, und auf diese Weise den Zellaustausch anregt, fördert ein Peeling den Ausscheidungsvorgang. Es handelt sich um eine grundlegende Pflege- und Verjüngungsmethode, die man nur zu oft vergisst. Ein Peeling ist besonders wichtig am Ende des Sommers, denn zu dieser Zeit hat sich die Haut mit einem Schutzschild gegen die Einwirkungen der Sonne, des Meeres und des Sauerstoffs gewappnet. Um Ihre Hautoberfläche zu verfeinern und Ihrem Teint auf einen Schlag wieder Glanz zu verleihen, ist ein Peeling Pflicht. Am ersten Vorbereitungstag der Kur und dann einmal pro Woche (oder zweimal bei fetter Haut) tragen Sie ein exfolierendes Produkt (möglichst auf Traubenbasis) in einer dicken Schicht auf Ihr abgeschminktes Gesicht auf. Reiben Sie in kleinen Kreisen, vor allem auf der Stirn, den Nasenflügeln und dem Kinn – dem oft ziemlich »verschmutzten« mittleren Bereich des Gesichts. Anschließend waschen Sie alles mit kaltem Wasser ab.

Für den Körper benutzen Sie am besten einer orientalischen Badehandschuh, Massagehandschuh aus Rosshaar bzw. Sisal oder einen Luffaschwamm oder nähen sich selbst einen Massagehandschuh aus grobem Leinenstoff. Um abgestorbene Haut loszuwerden, genügt es, sich kräftig abzurubbeln, nach einem heißen Bad, einem Saunagang oder einem Besuch im Hammam, wodurch die Haut »aufgeweicht« wurde. Benutzen Sie dabei weder Seife noch Öl noch ein Schaumbad. Der Handschuh sollte angefeuchtet sein, aber ohne Spuren von Fett oder Seife, die den engen Kontakt mit der Haut behindern würden. Es ist eindrucksvoll zu beobachten, wie sich die Haut in kleinen schwarzen Röllchen löst! Anschließend reiben Sie sich mit einer nährenden Milch, Olivenöl oder Traubenkernöl ein. Wie beim Gesichtspeeling striegeln Sie sich ebenso am ersten Vorbereitungstag der Kur und danach einmal pro Woche bis zum Ende der Kur und darüber hinaus …

Sauna und Hammam, um Giftstoffe auszuscheiden und Stress abzubauen

Das Wort *Sauna* kommt aus dem Finnischen und bedeutet Dampfbad. In Finnland ist es ein nationales Ritual, das in jeder Familie mindestens einmal in der Woche zelebriert wird. In allen Kulturen kennt man diese hygienische Tradition, die auch die nordamerikanischen Indianer im Schwitzzelt und die Orientalen in den Dämpfen des Hammam pflegen. Die Hitze entspannt die Muskeln, und das Schwitzen beschleunigt die Ausscheidung der Giftstoffe, der Milchsäure, der Harnsäure und der verbrauchten Mineralsalze. Auf diese Weise wird die Arbeit von Leber und Nieren erleichtert. Die Folge sind weniger Muskelschmerzen und weniger Müdigkeit – Sauna, Dampfbad und Hammam vollenden die Nutzwirkungen der Traubenkur und des körperlichen Trainings, vorausgesetzt, man hält sich an die Regeln der Kunst und übertreibt die Saunabesuche nicht. Die Wirkung der Sauna beruht auf dem Wechsel zwischen Phasen der Hitze, der Abkühlung und der Ruhe. Die Hitze in der Sauna ist trocken; das heißt, es herrscht dort eine sehr niedrige Luftfeuchtigkeit. Im Hammam (Dampfbad / türkisches Bad) ist die Temperatur weniger hoch (etwa 50 Grad Celsius), denn sie entsteht durch Wasserdampf, der bei höheren Temperaturen nur schwer auszuhalten ist. In der Sauna sollte die erste Runde nicht länger als 15 Minuten dauern, während Sie im Hammam länger bleiben können. In der zweiten Runde reagieren Sie schneller auf die Hitze und beginnen rasch und heftig zu schwitzen. Danach ist Ihre Haut bereit für ein schönes Peeling, das Sie selbst mit Ihrem Massagehandschuh durchführen können. In manchen Hammams wird dieser Service in

einem der Baderäume von Masseurinnen angeboten – ein
herrlicher Genuss, den man sich unbedingt gönnen sollte.
Vor, zwischen und nach den Saunagängen sollten Sie unbedingt frisches Wasser trinken, um die Ausscheidung zu fördern und das Austrocknen zu verhindern. Und schließlich
stehen schöne goldene Trauben auf dem Programm.

Zum Schönheitssalon, um sich pflegen zu lassen

Um vollkommen loslassen zu können, gibt es nichts Ent-
spannenderes, als sich pflegen zu lassen. Beim Wechsel der
Jahreszeiten gibt es nichts Besseres als einen Besuch im Schön-
heitssalon. Während der Traubenkur kann Ihnen das helfen,
einen Tiefpunkt zu überwinden, und verhindern, dass Sie
aufgeben. Peeling, Tiefenreinigung der Haut, Feuchtigkeitspflege, Aufbaupflege, Massage … Wenn Sie dann zu Hause
jede Woche eine Pflegesitzung mit Bad-Peeling-Maske machen, werden die wohl tuenden Wirkungen anhalten. Im All-
tag eröffnen Ihnen einfache Handlungen, die bald in Fleisch
und Blut übergehen, den Weg zu einem Leben voller schöner
Verheißungen.

Der Frisör, um den Kopf frei zu bekommen

Je länger die Kur fortschreitet, desto strahlender und kräfti-
ger werden Ihre Haare aussehen, und sie werden auch in
voller Geschwindigkeit wachsen. Das ist der rechte Moment,
um sich eine hübsche neue Frisur zu gönnen, durch die Ihre

Haare belebt werden, indem die von der Sonne in Mitleiden-
schaft gezogenen Spitzen abgeschnitten werden.

Osteopathie, um Sie wieder ins Lot zu bringen

Osteopathie ist eine Form ganzheitlicher manueller Therapie
und wird hauptsächlich dazu eingesetzt, um Beschwerden
des Bewegungsapparats zu lindern: Gelenkschmerzen, Sehnenentzündungen, Nachwirkungen von Schocks oder Trau-
men. Weniger bekannt ist dagegen, dass durch sanftes Massie-
ren von Gewebe und Organen auch funktionelle Störungen
des allgemeinen Gleichgewichts gebessert werden können,
wie Verdauungsprobleme, Nervenleiden, Kopfschmerzen oder
Menstruationsbeschwerden. Während der Traubenkur können eine oder zwei Sitzungen dafür sorgen, dass Ihre Wirbel-
säule wieder ausgerichtet wird und die regulierenden Wirkungen Ihrer Kur ergänzt und verstärkt werden.

Der Begriff Osteopathie ist eigentlich unzutreffend, denn
nach medizinischer Definition wäre das eine Krankheit der
Knochen oder des Bewegungsapparats. Historisch gesehen
gibt es die osteopathische Bewegung seit dem 19. Jahrhundert als einen originalen therapeutischen Ansatz, bei dem
der ganze Mensch und nicht nur der Bewegungsapparat behandelt wird. Dieser Ansatz basiert auf drei grundlegenden
Vorstellungen:

1. Der menschliche Körper verfügt über die Fähigkeit, sich
   selbst zu heilen.
2. Die zirkulierenden Körperflüssigkeiten (wie Blut, Lymphe,
   zerebrospinale Flüssigkeit usw.) sind die Überträger von
   Krankheit.

3. Der Gesundheitszustand wird durch das Gleichgewicht aller physiologischen Funktionen bestimmt.

Ursprünglich ging man in der Osteopathie davon aus, dass sich die angestrebten Wirkungen durch manuelle Techniken am Knochenskelett und an bestimmten Organen, die der Palpation zugänglich sind, erzielen lassen. Seither wurden diese Vorstellungen unter dem Einfluss neuer medizinischer Erkenntnisse weiter entwickelt.

Wie dem auch sei, allein schon die Hand, die berührt, die gibt und nimmt, die beruhigt und belebt, hat eine unbestrittene Placebo-Wirkung in einer Zeit, wo sich alle Welt darüber beklagt, dass die Ärzte nicht mehr be-handeln. Die Wirksamkeit der Osteopathie erweist sich in der Praxis. Untersuchungen zeigen, dass Gelenke heilen und Lumbalgien oder Arthrosen gebessert werden. Außer den auf Knochen und Gelenken spezialisierten Techniken benutzt man auch Faszialtechniken an weichen Geweben, wie Streckungen oder Palpation, sowie kraniosakrale Techniken. Bei der Osteopathie am Schädel werden die Schädelknochen, die an ihren Nähten beweglich sind, und das Kreuzbein auf subtile Weise manipuliert, mit dem Ziel, eine Reflexwirkung auf die großen Steuerungsfunktionen des Organismus auszulösen. Diese Technik ist auch bei Rückenproblemen wirksam, wie klinische Untersuchungen gezeigt haben.

Die Osteopathie wirkt jedoch keine Wunder, sondern stellt die Anpassungsfähigkeit des Individuums wieder her, und oft muss die Behandlung nach ein paar Monaten wiederholt werden. Da die Osteopathie in Deutschland von der Schulmedizin nicht anerkannt wird, fällt sie nicht unter die Leistungen der öffentlichen Krankenkassen.

(Adresse von Osteopathen in der BRD siehe Anhang)

9

● ● ● ● ● ● ● ● ●

Bei der Traubenkur mit dem Rauchen aufhören

Gib nach, und werde vollkommen.
Krümme dich, um gerade zu werden.
Mache dich leer, um wieder gefüllt zu werden.

Laozi, Daodejing, 22

Tabak ist eine Droge; die Opfer zahlen einen hohen Preis, um diese Erfahrung zu machen. Mit dem Rauchen aufzuhören heißt, sich von einer Abhängigkeit zu befreien. Ein radikaler Schritt, eine schmerzliche Operation, ein Parcours, für den man einen langen Atem braucht. 70 Prozent der Raucher, die diesen Schritt ohne Unterstützung durch Medikamente oder einen Therapeuten wagen, werden innerhalb eines Jahres rückfällig. Diese Schwierigkeit erklärt sich wohl aus der doppelten Abhängigkeit, die durch das Rauchen entsteht: Abhängigkeit in psychischer Hinsicht oder im Verhalten – die Gewohnheit, eine Zigarette nach der Mahlzeit oder beim Telefonieren anzuzünden, um sich zu konzentrieren oder zu entspannen; physische Abhängigkeit, die mit der Tatsache zusammenhängt, dass die regelmäßig ins Blut abgegebene

Fragebogen zur Nikotinabhängigkeit

- **Wie viele Zigaretten rauchen Sie am Tag?**
  bis zu 15 / 0   15 bis 25 / 1   über 25 / 2

- **Wie hoch ist der Nikotingehalt Ihrer Zigaretten?**
  bis zu 0,8 mg / 0   0,8 bis 1,5 mg / 1   über 1,5 mg / 2

- **Machen Sie Lungenzüge?**
  Niemals / 0   manchmal / 1   immer / 2

- **Rauchen Sie vormittags mehr als nachmittags?**
  ja / 1   nein / 0

- **Wann rauchen Sie Ihre erste Zigarette?**
  in der halben Stunde nach dem Aufstehen?
  / 1   später / 0

- **Welche Zigarette finden Sie am besten?**
  die erste / 1   eine andere / 0

- **Rauchen Sie auch, wenn Sie mit Grippe im Bett liegen?**
  ja / 1   nein / 0

- **Fällt es Ihnen schwer, in Nichtraucherzonen nicht zu rauchen?**
  ja / 1   nein / 0

Punkte berechnen:
0–3: kaum abhängig: Sie können ohne Schwierigkeiten aufhören.
4–6: abhängig: Eine Traubenkur wird Ihnen in psychologischer Hinsicht sehr helfen.
über 7: stark abhängig: Probieren Sie die Kur, denn sie kann Sie dabei unterstützen, aus der Abhängigkeit herauszukommen und schneller mit dem Rauchen aufzuhören. Wenn Sie anschließend merken, dass Ihre Willenskraft nachlässt, lassen Sie sich helfen …

Nikotindosis zur Notwendigkeit geworden ist. Diese Form der Abhängigkeit entzieht sich der Kontrolle des Willens, und es bedarf zu ihrer Überwindung einer raffinierten Strategie.

Die Traubenkur als ideale Gelegenheit, um mit dem Rauchen aufzuhören

Dank ihrer stark entgiftenden Wirkungen reinigt die Traubenkur Blut, Leber und Lunge vom zirkulierenden und stagnierenden Nikotin – zügig wie ein Schornsteinfeger. Nach ein paar Tagen ist die körperliche Abhängigkeit schon stark reduziert, und am Ende der Kur kann sie völlig verschwunden sein. Ihr Organismus wird nicht mehr süchtig nach Nikotin sein. Das ist ein außergewöhnlicher Vorteil gegenüber allen anderen Methoden, bei denen die chemische Entgiftung sehr langsam fortschreitet und man öfters zu Tricks oder Hilfsmitteln wie Raucher-Pflaster und -Kaugummi greifen muss.

Übrigens wird es unglaublich einfach, während der Kur mit dem Rauchen aufzuhören. Ganz von selber. Man hat einfach keine Lust mehr dazu. Wenn man sich zu einer Generalreinigung von Kopf bis Fuß entschlossen hat, um die Dinge wieder ins Lot zu bringen, überlegt man es sich zweimal, bevor man sich wieder vergiftet. Wenn man auf Fleisch, Käse, Süßigkeiten, Wein, Whisky, Cognac und Kaffee verzichtet, hat man schon viel weniger Gründe zu rauchen. Man hält alle Trümpfe in der Hand, um sich vom Tabak zu lösen und ihn sogar zu vergessen. Das Aufhören wird zum reinen Vergnügen. Zumal Sie es obendrein dank der Traubenkur nicht riskieren, an Gewicht zuzulegen, sondern wohl eher Ihre kleinen Fettpölsterchen gleichzeitig mit Ihrer umweltverschmutzenden Gewohnheit verlieren. Service inklusive!

Während der Kur mit dem Rauchen aufhören – aber wie?

Während Sie im Lauf der Vorbereitungswoche eine Nahrungs-
mittelkategorie nach der anderen von Ihrem Speiseplan
streichen, können Sie auch Ihre Zigarettendosis reduzieren –
jeden Tag zwei oder drei weniger. In einer Woche rauchen
Sie dann bereits zwei- oder dreimal weniger als gewöhnlich.
Gleichzeitig trinken Sie jeden Tag einen Liter ausleitenden
Kräutertee (s. Rezept S. 118). Wenn Sie Unruhe verspüren,
verhelfen Ihnen pflanzliche oder homöopathische Mittel zur
Entspannung, ohne sich zu betäuben (siehe dazu die beiden
Abschnitte am Ende dieses Kapitels).

Am Vorabend des ersten reinen Traubentags ergreifen Sie
die nötigen Vorsichtsmaßnahmen und entledigen sich aller
Zigaretten, die Sie haben. Auf der Stelle! Nehmen Sie sich
ganz fest vor, nie wieder zu rauchen. Sie wollen das. Sie können das. Und das ist sehr viel weniger anstrengend, als Sie
sich vorstellen.

Während der ersten Tage der Kur besteht die Gefahr, dass
die Verlockungen des blauen Dunstes Sie quälen. Jedes Mal,
wenn sie sich melden, nehmen Sie eine Traube, beschnuppern
sie, lassen sie genussvoll zwischen Ihren Zähnen platzen und
genießen langsam den Saft, das Fleisch, die Schale und die
Kerne. Wenn Sie drei, fünf oder zehn von diesen köstlichen
Trauben gegessen haben, möchte ich wetten, dass sich jeder
Gedanke an eine Zigarette in Luft aufgelöst hat. Und wenn
er sich wieder meldet? Dann rufen Sie erneut die Trauben zu
Hilfe, um ihn loszuwerden …

Am Abend des ersten Tages machen Sie sich bewusst, dass
Sie ein Zehntel des Parcours bereits hinter sich gebracht ha-

ben, dass Sie sich gut gehalten haben und das Weitermachen sich lohnt. Am Abend des vierten Tages sagen Sie sich, dass Sie schon die Hälfte des Weges zurückgelegt haben. Nach und nach, Tag um Tag vergeht die Nikotinabhängigkeit auf sanfte Weise, ohne zusätzlich Ihre Willenskraft mehr zu beanspruchen, als Sie es bereits beim Entschluss zur Traubenkur getan haben. Am achten Tag werden Sie begreifen, wie wichtig dieser Augenblick für Sie ist. Sie haben es geschafft, über die Lust auf Tabak zu triumphieren. Jetzt wäre es doch der reine Wahnsinn und eine unverzeihliche Schwäche, so kurz vor dem Ziel aufzugeben!

Nach der Kur stark bleiben

Es ist schon eher so, dass Sie Ihre Wachsamkeit verdoppeln müssen, wenn Sie nach der Kur zu normaler Kost zurückkehren.

Schlagen Sie dann Kapital aus der Tatsache, dass Sie bereits seit zehn Tagen nicht mehr rauchen. Sie sind jetzt kein Raucher mehr. Sie brauchen jetzt keinen Tabak mehr zum Leben oder für Ihr Wohlbefinden. Sie müssen nicht befürchten, Fett anzusetzen. Wäre es nicht völlig töricht, sich aufs Neue in diese Falle locken zu lassen?

Doch wenn Sie ein hart gesottener Raucher sind, der in Gefahr ist aufzugeben, sollten Sie unverzüglich starke Gegenmaßnahmen ergreifen. Eilen Sie zur nächsten Apotheke, um sich mit homöopathischen Mitteln gegen Nikotin und mit beruhigenden pflanzlichen Präparaten einzudecken, oder gehen Sie zum Akupunkteur, zum Hypnotiseur oder zu einem Gesundheitszentrum, das auf Tabakentwöhnung spezialisiert ist. Bei schwerer Nikotinsucht besorgen Sie sich in der Apotheke Raucher-Pflaster und Raucher-Kaugummi zur Nikotin-Substitution.

Und auf keinen Fall dürfen Sie vergessen, dass Sie der Versuchung, auch nur einen einzigen Zug zu machen, und sei es auch bloß aus einer gewissen Neugier, nicht nachgeben dürfen. Nach Aussage der Spezialisten gibt es keinen Raucher, der sich auf eine gelegentliche Zigarette hier und da beschränken kann.

Homöopathie für Tabaksüchtige

Im Allgemeinen in C 9-Potenz, 5 Globuli am Morgen sowie auch am Abend bei Schlafstörungen.

- Gewissenhafte Personen, die diese Gewohnheit wegen des dadurch verursachten Schmutzes hassen: *Arsenicum album.*
- Personen, die ihren Bemühungen, mit dem Rauchen aufzuhören, übermäßige Bedeutung beimessen, und allen Leuten erzählen, wie schwer das sei: *Ignatia.*
- Hitzige und cholerische Typen, die zur Einnahme von Stimulanzien neigen: *Nux vomica.*
- Herrschsüchtige Personen, die ständig in Bewegung bleiben und sich gern auf einen Sessel lümmeln. Obwohl sie in der Lage sind, mit dem Rauchen aufzuhören, schieben sie diese Lösung mit einer Handbewegung zur Seite: *Sulfur.*

Pflanzen und Mineralstoffe der heiteren Ausgeglichenheit

- *Passiflora* wirkt beruhigend und stressmindernd.
- *Eschscholtzia (eschscholtzia california* – kalifornischer Mohn) fördert den Schlaf.
- *Johanniskraut* und *Griffonia (griffonia simplicifolia* – Samen einer westafrikanischen Pflanze) erhöhen die Sekretion des Glückshormons Serotonin. Ihre Wirkungen haben sich im Vergleich zu *Fluoxetin* (ein gebräuchliches Antidepressivum) als positiv erwiesen.
- *Andorn (ballotta)* eignet sich für Personen, die sich nur schwer entscheiden können.
- *Bitterorange/Pomeranze* ist angebracht bei frühmorgendlichem Aufwachen und eignet sich besonders für Kinder. Sie beruhigt Krämpfe bei der Verdauung.
- *Weißdorn* und *Baldrian* beruhigen das Herzklopfen und fördern die Nachtruhe.
- *Euphytose* ist ein wirksames französisches Präparat mit einer Mischung aus Weißdorn, Baldrian, Passiflora und Andorn. Vergleichbare Produkte finden Sie in Deutschland in Apotheken und Reformhäusern.
- *Magnesium* wirkt ausgleichend auf das Nervensystem (die Zahl der Magnesiumpräparate ist unübersehbar).
- *Lithium oligosol*, ein französisches Mittel mit dem Wirkstoff Lithium-Glukonat, wirkt beruhigend. In Deutschland gibt es ähnliche Lithium-Präparate.

10

· · · · · · · ·

In Form bleiben nach der Kur

Du siehst, dass ich mehr Fleisch als die anderen Männer
habe und mehr Schwächen obendrein.

Shakespeare, Heinrich IV

Während der Kur hat sich Ihre Figur verbessert, und Sie haben
ein paar Kilo abgenommen. Wenn Sie nur wenig Gewicht
verloren haben, dürfte es Ihnen in der Übergangswoche gelingen, das neue Gewicht zu stabilisieren. Aber man sollte
wissen, dass die Gefahr, die verlorenen Pfunde zurückzuge-
winnen, umso größer ist, je schneller wir sie verloren haben.
Deshalb ist es wichtig, eine Kostform zu wählen, die Ihren
persönlichen Bedürfnissen angepasst ist. Um in Form zu bleiben: eine antioxidative Ernährung. Um weiter abzunehmen:
Die Trennkostmethode erlaubt es Ihnen abzunehmen, ohne
Kalorien zählen zu müssen oder sich schwach dabei zu fühlen. Um Ihr Idealgewicht zu halten: eine raffinierte Form von
Wachsamkeit. Und immer wieder körperliches Training. Denn
in unserem modernen Leben, wo wir zwangsläufig Stress,
Umweltverschmutzung, Aggressionen und Sorgen ausgesetzt
sind, gibt es zwei Methoden, damit fertig zu werden: sich gut
zu ernähren und sich richtig zu verausgaben.

Antioxidative Ernährung, um in Form zu bleiben

Um die positiven Effekte der Kur zu verlängern, sollten Sie sich von nun an ausgewogen und abwechslungsreich ernähren, indem Sie frische, gesunde und hochwertige Produkte zu sich nehmen. Das ist doch genau das, worauf Sie Lust haben! Versuchen Sie jede zweite Mahlzeit vegetarisch zu gestalten, um Ihre tägliche Dosis an Antioxidantien zu erhalten. Essen Sie öfter Rohkost. Vergessen Sie nicht, Gerichte mit Linsen, Bohnen und Kichererbsen zu essen, denn das sind ausgezeichnete und nahrhafte Eiweiß- und Energielieferanten, sowie auch Getreideprodukte wie Bulgur, Couscous, Teigwaren und Vollkornreis. Essen Sie lieber echtes Vollkorn- oder Bauernbrot als Weißbrot. Wechseln Sie zwischen Fleisch, Geflügel und Fisch ab. Essen Sie jeden Tag frisches Obst, zur besseren Verdauung möglichst zwischen den Mahlzeiten. Während der Traubensaison ist es empfehlenswert, zwischendurch immer wieder einmal ein paar Trauben zu essen … vorausgesetzt, Sie haben noch Lust darauf. Kaufen Sie nach Möglichkeit Bioprodukte. Und trinken Sie jeden Tag ein bis zwei Gläschen guten Rotwein, dessen vorbeugende Wirkung keines Beweises mehr bedarf – allerdings ohne die Dosis zu überschreiten!

Kochen Sie mit Olivenöl, dem Fett mit dem höchsten Gehalt an Antioxidantien und der allerbesten Wirkung auf Verdauung und Gesundheit. Im Unterschied zu allen anderen Ölen, die aus Samen gewonnen werden, ist Olivenöl *extra vergine* eigentlich eine Art reiner Obstsaft. Wie alle Obst- und Gemüsearten, die im Mittelmeergebiet gedeihen, erzeugt auch die Olive Antioxidantien, um der aggressiven Sonneneinstrahlung und dem Sauerstoff zu widerstehen. Weil sein Rauchpunkt ziemlich hoch ist, verträgt es Temperaturen von 200 Grad Celsius, ohne zu oxidieren; das bedeutet, dass es sich auch bestens zum Backen und Frittieren eignet. Olivenöl bewahrt seine antioxidativen Eigenschaften bei Erhitzung, und seine Schutzwirkungen verbinden sich mit denjenigen der Antioxidantien im Gemüse.

Außerdem hat eine Fülle von wissenschaftlichen Studien nachgewiesen, dass dieses Öl die einzige Fettsorte ist, die sich positiv auf die vier wichtigen Risikofaktoren von Herz-Kreislauf-Erkrankungen auswirkt: Es eliminiert das schlechte Cholesterin, vermehrt das gute Cholesterin, schützt die Arterien vor Oxidation und verhindert die Bildung von Blutgerinnseln. Darüber hinaus behaupten alle Gastroenterologen, dass Olivenöl die Kontraktion der Gallenblase am besten anregt. Indem es auf diese Weise die Gallensekretion fördert, verbessert es die Fettverdauung und den Transport der Exkremente im Darm. Schließlich hat man festgestellt, dass die Krebsrate in Spanien, Süditalien, Griechenland und Südfrankreich am niedrigsten ist – den vier Ländern, in denen vorwiegend Oliven und Trauben angebaut werden.

Regelmäßig ausleiten

- *Jede Woche*: Um den Ausscheidungsmechanismus anzukurbeln und um eine gute Figur zu bewahren, legen Sie einen Ausleitungstag ein, an dem Sie nur Obst, Rohkost und Gemüse essen, ohne etwas Fettes, ohne Käse und Milchprodukte, ohne Brot und Wein.
- *Alle drei Monate:* Beim Wechsel der Jahreszeiten trinken Sie drei Wochen lang täglich einen Liter ausleitenden Kräutertee, so wie bei der Vorbereitung der Traubenkur (siehe S. 118).

Trennkost

Die Trennkostmethode bietet zahlreiche Vorteile. Seit vielen Jahren hat sie sich als effektiv erwiesen, besonders im Fall des griechischen Sängers und Musikers Demis Roussos, der damit über 50 Kilogramm abnehmen konnte, ohne Hungergefühle zu bekommen!

Die Vorteile im Einzelnen:
1. Sie brauchen keine Kalorien zu zählen.
2. Sie leiden nicht unter Hungergefühlen.
3. Ihre Verdauung funktioniert besser.
4. Auf jeden Fall finden Sie alles Nötige, um Ihre Diät durchzuhalten.
5. Sie brauchen keine Mangelerscheinungen, Müdigkeit oder Depressionen zu befürchten.
6. Sie dürfen alles essen.
   Sie dürfen wirklich jede Art von Nahrung zu sich nehmen, allerdings unter der Bedingung, das nicht gleichzeitig bei einer Mahlzeit zu tun. Bestimmte Nahrungsmittel können zusammen gegessen werden (Eiweiße und Gemüse, Stärkenahrung und Gemüse), andere wiederum zu verschiedenen Mahlzeiten (Eiweiße, Stärkenahrung, Früchte).

Trennkost in der Praxis

• Um Ihre Kost ausgewogen zu gestalten, sollten Sie jeden Tag eine Obstmahlzeit, eine Stärkemahlzeit und eine Eiweißmahlzeit in der für Sie passenden Reihenfolge zu sich nehmen. Oder auch zwei Stärkemahlzeiten und eine Eiweiß-

Vier Kombinationsregeln:

1. Eiweißnahrung sollte mit Gemüse kombiniert werden, aber weder mit Stärkenahrung noch mit Früchten.
2. Stärkenahrung sollte mit Gemüse kombiniert werden, aber weder mit Eiweißnahrung noch mit Früchten.
3. Obst sollte nur mit Obst kombiniert werden.
4. Essen Sie zu jeder Mahlzeit mit Eiweiß oder Stärke rohes oder gekochtes Gemüse.

Drei Zeitregeln:

a. Nach einer Mahlzeit auf Eiweißbasis sollten Sie drei Stunden warten, bevor Sie Stärkenahrung oder Obst essen.
b. Nach einer Mahlzeit auf Stärkebasis sollten Sie drei Stunden warten, bevor Sie Eiweißnahrung oder Obst essen.
c. Nach einer Obstmahlzeit sollten Sie eineinhalb Stunden warten, bevor Sie etwas anderes essen.

Zwei Hinweise:

Fette: Verwenden Sie möglichst Olivenöl, denn es lässt sich in kleinen Mengen sowohl mit Eiweißnahrung als auch mit Stärkenahrung kombinieren, allerdings nicht mit Früchten.
Zucker: sollte vermieden werden, weil er sich mit nichts kombinieren lässt. Benutzen Sie stattdessen Zuckeraustauschstoffe wie Fruktose zu Stärkenahrung (für Torten und Kuchen ohne Eier) und Süßstoff (wie Aspartam, in seiner Handelsform Canderel) mit Eiweißnahrung wie weißem Käse, Jogurt und Eiersüßspeisen.

mahlzeit oder zwei Eiweißmahlzeiten und eine Stärkemahlzeit, und essen Sie Obst zwischen den Mahlzeiten.
• Beginnen Sie die Eiweißmahlzeit mit Rohkost oder einer Gemüsesuppe (ohne Kartoffeln).

- Die Eiweißmahlzeit kann mit einem Milchprodukt oder einer Eiersüßspeise (aber ohne Mehl und ohne Zucker, sondern mit einem Süßstoff) abgeschlossen werden.
- Die Stärkemahlzeit kann mit einem mit Fruktose gesüßten Dessert (aber ohne Eier) abgeschlossen werden.
- Legen Sie einmal pro Woche einen Ausleitungstag ein, ausschließlich mit Früchten oder mit Gemüse, ohne Brot und ohne Fette.
- Nehmen Sie zwei- oder dreimal pro Woche eine Mahlzeit mit grünem Gemüse zu sich.
- Vermeiden Sie Mischungen, die nicht zusammenpassen: z.B. Gebäck aus Eiern, Mehl und Obst oder Fertiggerichte.

Beispiel für einen gut kombinierten Tag

Früh-stück:	2 Scheiben Vollkornbrot mit etwas Butter Tee oder Kaffee
11 Uhr:	1 Stück Obst oder 1 Glas Saft
Mittag-essen:	Rohkostsalat oder Schinken oder Meeresfrüchte Brathähnchen oder gegrillter Fisch oder Omelett grünes Gemüse Käse oder Jogurt
17 Uhr:	1 Stück Obst oder 1 Glas Saft
Abend-essen:	Gemüsesuppe Teigwaren mit Tomatensoße und Olivenöl

---

Regelmäßige und abwechslungsreiche Mahlzeiten

Versuchen Sie, Ihre Mahlzeiten möglichst zu denselben Zeiten einzunehmen, und lassen Sie keine Mahlzeit aus. Wenn sie in drei Hauptmahlzeiten eingeteilt wird, ist die Ernährung besser ausgewogen. Wenn der Verdauungsvorgang aufs Neue in Gang kommen muss, wird Energie verbraucht. Bei regelmäßiger Nahrungszufuhr neigt der Organismus weniger dazu, Reserven anzulegen, als wenn er »frustriert« ist. Um schlank zu bleiben, sollte man »frühstücken wie ein König, Mittag essen wie ein Bürger und Abend essen wie ein Bettler«.

- Ein ordentliches Frühstück: Obst oder Obstsaft, Biomüsli oder Vollkorn- und Milchprodukte.
- Ein leichtes Mittagessen: Rohkost, Fleisch oder Fisch, Gemüse oder Stärkenahrung, Käse, ein Stück Brot.
- Am Nachmittag: ein Stück Obst oder ein Glas Obstsaft.
- Das Abendessen sollte am wenigsten gehaltvoll sein, denn in der Nacht verbrennt man bedeutend weniger Kalorien: Ei oder Stärkenahrung, gemischter Salat, Käse oder Obst.
- Naschen Sie nicht zu allen möglichen Tageszeiten.
- Trinken Sie regelmäßig zwischen den Mahlzeiten.

Halten Sie sich an die folgenden Regeln

- Essen Sie einfach, möglichst wenig Fertiggerichte oder Nahrungsmittel aus industrieller Produktion.
- Essen Sie Gemüse und/oder Frischkost zu jeder Mahlzeit. Sie füllen damit den Magen und führen gleichzeitig nur ein Minimum an Kalorien zu; sie liefern die Vitamine und Mineralstoffe, die für Ihr Gleichgewicht notwendig sind, und fördern die Ausscheidungsvorgänge über Nieren und Darm.
- Essen Sie jeden Tag stärkehaltige Nahrungsmittel wie Teigwaren, Reis, Vollkornbrot, Couscous oder Hülsenfrüchte. Sie zügeln den Appetit, während sie gleichzeitig dauerhafte Energie und Faserstoffe liefern. Sie stimulieren den

Verdauungskanal und sind eine ausgezeichnete Quelle für Vitamine und Mineralstoffe.

- Essen Sie am gleichen Tag nicht zwei fetthaltige Gerichte (fette Soßen, Frittiertes, Wurstwaren, Gebäck).
- Wenden Sie schonende Zubereitungsmethoden an: Dämpfen, Dünsten, Grillen, in Folie backen.
- Benutzen Sie möglichst wenig Zucker. Wenn Sie Lust auf Kuchen oder Schokolade haben, kompensieren Sie das dadurch, dass Sie Süßstoff für den Kaffee nehmen.
- Kommen Sie dem versteckten Zucker auf die Spur: Jogurt mit Früchten, Frühstücksmüsli, Soßen (z. B. Ketchup), Fruchtnektar, Limonadengetränke, Bonbons, Kaugummi, Hustenpastillen …
- Bei der Arbeit stellt ein Mahlzeitersatz (ein Präparat in Pulverform wie z. B. *Slimfast* oder *Almased*) von Zeit zu Zeit eine ausgewogene Mahlzeit dar, vor allem wenn Sie dazu Jogurt und weißen Käse essen.
- Alkohol liefert Kalorien, die nicht in Muskelenergie umgewandelt, sondern in Form von Fett gespeichert werden. Deshalb ist es schwierig abzunehmen, wenn man Alkohol trinkt. Aber wenn Sie die Trennkostmethode befolgen, lässt sich trockener Wein, der keinen Zucker enthält, sowohl mit Eiweiß- als auch mit Stärkenahrung kombinieren. Sie können also ein Gläschen trinken … zum Genuss und wegen der Polyphenole. Es liegt an Ihnen herauszufinden, wie viel Ihre Figur vertragen kann …
- Meiden Sie Hochprozentiges, Aperitifs und Liköre.
- Trinken Sie nicht jeden Tag einen Aperitif. Entscheiden Sie sich lieber für Champagner oder Wein und reservieren Sie das für besondere Gelegenheiten.
- Wenn Sie tagsüber leichten Hunger verspüren, trinken Sie einen Tee, eine Tasse Bouillon (heiße Getränke zügeln den

Appetit besser als kalte), ein Glas Mineralwasser mit Zitronensaft (die Kohlensäurebläschen wirken »dämpfend«) oder einen Obstsaft, knabbern Sie eine Frucht oder einen kalorienarmen Diätriegel bzw. Diätimbiss.

- Ohne gute Gründe sollten Sie sich keine unnötigen Einschränkungen auferlegen. Übermäßiger Verzicht verursacht Erschöpfung, Nervosität, schlechte Laune, Niedergeschlagenheit und Unlustgefühle, die dazu führen, dass Sie schwach werden und sich jene Pfunde, die Sie ein für alle Mal verlieren wollten, wieder zulegen.

- Schlagen Sie nicht mehrmals hintereinander über die Stränge. Ein üppiges Festmahl von Zeit zu Zeit ist nicht weiter schlimm, denn von einem einzigen Festmahl oder einer abendlichen Essenseinladung legen Sie noch keine Pfunde zu. Das lässt sich bereits am nächsten Tag kompensieren, zum Beispiel durch einen vegetarischen Ausleitungstag mit einem Liter Ausleitungstee. Vermeiden Sie es auf alle Fälle, zweimal am selben Tag oder an zwei aufeinander folgenden Tagen zu schlemmen. Damit würden Sie der ungebremsten Gewichtszunahme Tor und Tür öffnen.

- Lassen Sie es nie so weit kommen, dass Sie zwei oder gar drei Kilo zunehmen, ohne etwas dagegen zu unternehmen.

Bewegen Sie sich, so viel Sie können

Nehmen Sie sich jeden Tag eine halbe Stunde Zeit für Ihr individuelles Trainingsprogramm, gehen Sie ins Fitnessstudio, fahren Sie Rad, schwimmen Sie, walken Sie, steigen Sie die Treppen hoch, spielen Sie Tennis, fahren Sie Ski oder spielen Sie Fußball – dabei kommt es darauf an, ins Schwitzen zu geraten und die Muskeln zu kräftigen.

Pflegen Sie Ihre Figur

Was für ein Vergnügen, Ihre schlanke Figur im Spiegel zu betrachten, Ihre Kleider, die nun besser anliegen und Ihre harmonischen Formen betonen, und Ihre wohl geformten Beine und Arme! Wenn Sie Ihren veränderten Körper betrachten, haben Sie da nicht große Lust, Ihre gute Figur zu bewahren und Ihren Körper zu pflegen und zu belohnen? Geben Sie ihm die Dinge, die ihn stärken und festigen, die jeden Ansatz eines Fettpolsters verhindern. Duschen, Baden, tägliche Feuchtigkeitspflege – nutzen Sie jede Gelegenheit, um Ihre Figur definitiv zu bewahren. Nach Ihrer Toilette sollten Sie sich jeden Tag intensiv mit einem Schlankheitsmittel (Creme oder Gel) aus Traubenkernen einreiben.

11

. . . .

Wein und Traubenextrakt – das ganze Jahr über

Ein Mensch, der nur Wasser trinkt,
hat vor seinesgleichen ein Geheimnis zu verbergen.

Charles Baudelaire

Sie haben inzwischen begriffen, dass die Traubenkur auf zweierlei Weise wirkt: einerseits durch Ausleitung, das saisonale Dekantieren und Neueinstellen, als kombinierte Wirkung von Hydratisierung und Monokost; andererseits durch das Volltanken mit traubenspezifischen Polyphenolen, den Beschützern des Herzens und dem Wundermittel gegen freie Radikale, Alterungsprozesse, Krebs und Umweltschäden. Aber da diese Polyphenole in Schalen und Kernen von Trauben konzentriert sind, muss man diese unverdrossen kauen, um ihre Essenz zu extrahieren. Zumindest während der Kur. Anschließend können Sie eine ordentliche Dosis Polyphenol erhalten, indem Sie regelmäßig Rotwein und Traubenextrakt zu sich nehmen.

Rotwein – ja, aber in Maßen

Es ist überflüssig, an dieser Stelle erneut auf die Gefahren übermäßigen Alkoholkonsums einzugehen. Diese Ausführungen sollten auf keinen Fall als Vorwand für alkoholische Exzesse dienen und noch weniger als Entschuldigung. Allerdings liefern ein bis zwei Gläschen Rotwein den Menschen, die nicht zu übermäßigem Alkoholkonsum neigen und eine gesunde Leber haben, ihr Quantum an schützenden Substanzen.

Im Großen und Ganzen kann man davon ausgehen, dass der Polyphenolgehalt umso höher ist, je herber (Gerbstoffhaltiger) der Wein ist und je mehr Rückstände er auf der Zunge zurücklässt. Der Wein sollte auch relativ jung sein, denn der Polyphenolgehalt wird im Lauf der Zeit durch Oxidation reduziert. Ferner sollte dieser Wein nach den traditionellen Regeln der Kunst gekeltert, im Tank vergoren und ein paar Monate lang in Eichenfässern gelagert sein, denn Eichenholz liefert ebenfalls Polyphenole. Das ist bei allen französischen Qualitätsweinen aus bestimmten Anbaugebieten (*AOC = appellation d'origine contrôlée*) der Fall. Überdies verleiht der Trester dem Rotwein eine ordentliche Dosis an B-Vitaminen und Aminosäuren, die für alle Funktionen des Stoffwechsels, der Verdauung, der Nerven und der Hormone wichtig sind. Natürlich ist Rotwein vorzuziehen, denn er enthält je nach Herkunft zehn- bis zwanzigmal mehr Polyphenole als Weißwein.

Mittlerer Polyphenolgehalt von Wein
Rotweine   1500-3000 mg/l
Weißweine   130- 250 mg/l

Roséweine   250-300 mg/l
Süßweine   300-400 mg/l

Traubenextrakt – die bequeme Lösung

Angesichts einer Ernährungsweise, die in diesem Bereich stets unzureichend ist, sind außerhalb der Traubenkur antioxidative Ergänzungspräparate unerlässlich, um uns einen Schutzschild für unsere Gesundheit zu sichern. Verschiedene Studien haben gezeigt, dass uns eine Tagesdosis von 125 bis 250 Milliliter Rotwein dank seines Polyphenolgehalts vor Herz-Kreislauf-Krankheiten schützen kann. Da Traubenschalen und -kerne einen höheren Polyphenolgehalt als Wein aufweisen, liefern 250 bis 500 Milligramm Traubenextrakt in Kapseln eine Menge an Polyphenolen, die mehr als 300 Milliliter Rotwein entspricht.

Antioxidative Kapseln

Diese alkoholfreien Extrakte ermöglichen es, die Wirkstoffe der Trauben zu konzentrieren, besonders die Polyphenole aus den Kernen und Schalen der Früchte sowie die Hefen. Traubenkerne enthalten spezifische Flavonoide – wie *Anthocyane, Proanthicyanidole* und *Oligomere ProCyanidine* (kurz OPC genannt) –, deren pharmakologische Eigenschaften besonders gut erforscht sind. Es ist leicht zu erkennen, welchen Nutzen diese Präparate bieten, denn eine Kapsel entspricht einem Glas Wein oder einer bis zur Erschöpfung ausgekauten Traube. Um solche Pflanzenextrakte herzustellen, bedarf es einer ausgefeilten Technik. Zwar sind sie in flüssiger Form

am besten vom Organismus zu resorbieren, aber dieser Vorteil wird mit einem schwer zu akzeptierenden Nachteil erkauft: Die meisten Pflanzenextrakte benötigen ein alkoholisches Lösungsmittel. Dann sollte man doch lieber gleich zu einer guten Flasche *Margaux* (ein bedeutender Bordeauxwein) greifen! Ich persönlich ziehe Kapseln vor, denn sie sind klein, praktisch, leicht zu transportieren und schnell geschluckt. Natürlich sollten die darin eingeschlossenen Nährstoffe biologisch einwandfrei sein. Pflanzenpulver lassen sich dagegen nur schwer verdauen, wenn man nicht wie die Wiederkäuer vier Mägen besitzt. Aber in den Laboratorien forscht man nach geeigneten galenischen Arzneimitteln (Galenika), bei denen sich ein hoher Anteil an Wirkstoffen mit guter Bioverfügbarkeit und einfacher Einnahme verbindet. Die von der französischen Firma Iderne (Adresse siehe Anhang) entwickelten *Phytomikrosphären* stellen einen sehr originellen Fortschritt auf diesem Gebiet dar. Dabei handelt es um winzigste Kügelchen, in denen die aktiven Substanzen eingeschlossen sind; sie ermöglichen eine verbesserte Anwendung der Phytotherapie, da sie weniger Nachteile als andere Extrakte aufweisen. In einer Kapsel aus pflanzlicher Zellulose sind 350 Mikrosphären enthalten. Das ermöglicht die rasche Freisetzung der Wirkstoffe im Darm, wo sie in wenigen Minuten resorbiert werden können. In Frankreich findet man in den Apotheken Produkte dieser Art mit Trauben-OPC unter der Bezeichnung *Flavoprimum*, die so dosiert sind, dass eine Kapsel einem Glas Rotwein entspricht. Diese Kapseln versprechen Ihnen alle Wohltaten des (alkoholfreien) Weins und mehr …
(Auch in Deutschland ist eine Vielzahl von OPC-Präparaten im Handel; siehe Anhang.)

Präparate gegen schwere Beine und Zellulitis

OPC aus Trauben sind der Wirkstoffe in verschiedenen Medikamenten, die gewöhnlich bei allen Formen von Veneninsuffizienz verschrieben werden – wie schwere Beine, Zellulitis, Krampfadern, Hämorriden, geplatzte Äderchen, Besenreiservarizen und Kapillarbrüchigkeit. Äußerst überzeugende Studien haben nachgewiesen, dass die natürlichen Extrakte aus Traubenkernen bei allen Arten von Venen- und Lymphbeschwerden wirksam sind.

Sie kräftigen vor allem die Gefäßwände und verbessern ihre Elastizität, indem sie die Kollagenfasern durch Brückenbildung zwischen den Proteinmolekülketten stabilisieren und dabei das zur Kollagensynthese benötigte Vitamin C schonen. Außerdem hemmen sie die Kollagenase, das für die Zersetzung von Kollagen verantwortliche Enzym – eine Wirkung, die sich auch auf der Haut zeigt, deren Geschmeidigkeit durch OPC bewahrt wird. Gleichzeitig schützen sie die venösen Zellen vor Oxidation und Entzündung und wirken der übermäßigen Produktion von Histamin entgegen, durch welche die Gefäßwände porös würden.

Auf diesen gesicherten Grundlagen wurden in verschiedenen Laboratorien für Nahrungsergänzungspräparate Produkte auf OPC-Basis entwickelt, die auch gegen Zellulite wirksam sein sollen, denn diese hängt zumindest teilweise mit einer schlechten Zirkulation des venösen Blutes und der Lymphflüssigkeit zusammen. Diese Präparate haben sich bestens bewährt, wie zum Beispiel *Oenobiol aquadrainant* in Frankreich, das in großem Umfang pharmakologisch getestet wurde. Dadurch wurde der Nachweis erbracht, dass dieses Ergänzungspräparat in signifikanter Weise auf schwere

Beine sowie auch auf nächtliche Beinschmerzen und -krämpfe
wirkt. In Deutschland sind *Oenobiol*-Produkte nicht im Handel; in Reformhäusern und Apotheken gibt es jedoch ähnliche OPC-Präparate.

OPC zum Lifting und gegen Falten

Da OPC vorzüglich geeignet ist, um die Haut vor Alterung
zu schützen, gibt es mittlerweile sehr viele kosmetische Produkte auf Traubenkernbasis. Christian Dior bietet *Capture*
an, eine Anti-Aging-Creme mit Polyphenolen aus Traubenkernen. Lancôme hat *Vinéfit* auf den Markt gebracht, einen
energetisierenden Feuchtigkeitsspender. Und die Firma *Caudalie* aus Bordeaux hat eine umfangreiche Kosmetikserie mit
Reben- und Traubenextrakten entwickelt, die von einem Peeling mit Anti-Falten-Creme über eine Reinigungsmaske und
eine Aufbaumaske bis zur Augenpflege reicht. Die Produkte
dieser Firma sind jedoch in Deutschland nicht im Handel. Es
gibt auch schon neuartige Sonnenschutzmittel auf Traubenbasis, denn Trauben-OPC und -polyphenole verhindern, dass
sich unsere Haut unter starker Sonneneinwirkung in Falten legt
und wie eine alte, trockene Fruchtschale zusammenschrum-
pelt.

Traubenkernöl – gut für die Schönheit

Jede einzelne Traube enthält ein bis vier Kerne, die aus einer
harten Schale und einem ölhaltigen Kern bestehen, der 40 bis
60 Prozent des Gesamtgewichts ausmacht. Je nach Trauben-
sorte enthält dieser Kern fünf bis zehn Prozent eines gelbli-

chen Öls, das sich mittels eines Lösungsmittels extrahieren lässt. Etwa die Hälfte des Ertrags, dafür aber die beste Qualität dieses Öls, erhält man jedoch durch Kaltpressung nach Schälung der Kerne, die technisch gesehen eine beträchtliche Leistung darstellt.

Traubenkernöl enthält nur einen geringen Anteil an gesättigten Fettsäuren, aber über 65 Prozent Linolsäure, etwa 16 Prozent (einfach ungesättigte) Ölsäure und einen geringen Anteil Linolensäure. Es ist somit eines der Öle mit dem höchsten Gehalt an mehrfach ungesättigten Fettsäuren (80-90 Prozent). Da sein Rauchpunkt mit 190 bis 230 Grad Celsius deutlich höher als der von anderen kalt gepressten Ölen liegt, eignet sich Traubenkernöl gut zum Braten und Backen.

Mit seinem hohen Anteil an Vitamin E und seinem Lezithingehalt ist es auch eine wahre Wohltat für die Haut, denn es nährt sie, schützt sie und macht sie geschmeidig. Da es leicht aufgenommen wird, verhindert es das Austrocknen der Haut und stellt gleichzeitig ihre Geschmeidigkeit wieder her. Sie können es am Abend fürs Gesicht, als Ganzkörperbehandlung nach einem Bad oder einer Dusche oder als Grundsubstanz benutzen, um Körpermilch oder Feuchtigkeitscreme herzustellen (siehe Rezepte im folgenden Kapitel).

Tee und Umschläge aus Weinblättern

Als wahrer Lebensbaum schenkt uns der Weinstock auch seine Blätter, dessen anregende und stärkende Wirkungen auf die Blutgefäße wohl bekannt sind.

Kreislauf- und Anti-Zellulitis-Tee
aus Weinblättern

Die rote Rebe stärkt die Gefäße. Erdbeere wirkt diuretisch und leitet Giftstoffe ab. Olive bekämpft den Bluthochdruck. Mädesüß/Wiesenkönigin *(spirea ulmaria)* wirkt entzündungshemmend. Hagebutte ist reich an antioxidativem Vitamin C.

Zutaten:
Rote Rebe (Blätter)
Erdbeere (Blätter)
Olive (Blätter)
Mädesüß/*spirea ulmaria* (Blüte und Blätter)
Hagebutte (Beeren)

Die getrockneten Pflanzen zu gleichen Teilen mischen. Drei Esslöffel in eine Teekanne geben, mit einem Liter siedendem Wasser übergießen und 15 Minuten ziehen lassen. Abseihen und morgens, mittags und abends je eine Tasse trinken.

Weinblattumschläge gegen Kopfschmerzen
Frische Weinblätter mit etwas Wasser und Alkohol in den Mixer geben. Anschließend die Paste auf Stirn, Schläfen und Nacken auftragen.

Essig der Vier Diebe gegen Infektionen

Wie aus den Archiven des Stadtparlaments von Toulouse hervorgeht, ist dieser berühmte Essig zum ersten Mal während der furchtbaren Pestepidemie von 1628 bis 1631, die mehr als 50.000 Menschen dahinraffte, aufgetaucht. Damals erwischte man vier Diebe dabei, wie sie Pestkranke ausraubten. Um mit dem Leben davonzukommen, verrieten die Diebe das Geheimnis, das sie vor Ansteckung schützte. Ein Jahrhundert später ahmten die Diebe von Marseille während der Pestepidemie von 1720 ihre Vorläufer aus Toulouse nach. Nachdem man das Rezept im *Vieux Musée* von Marseille wiederentdeckt hatte, wurde es von der Ärzteschaft anerkannt und in ihren Kodex von 1758 aufgenommen. Dabei wurden noch Kalmus *(acorus)*, Zimt und Knoblauch hinzugefügt.

Dieser Essig diente zum Schutz vor ansteckenden Krankheiten. Zu diesem Zweck rieb man sich Hände und Gesicht damit ein, verbrannte ihn in den Häusern oder tränkte damit Tampons, die man vor Nase und Mund hielt. Man hielt ihn auch ohnmächtigen Personen unter die Nase, um sie aufzuwecken. Da Sie wohl kaum mit der Pest konfrontiert werden dürften, können Sie diesen Essig dazu benutzen, um sich vor Erkältung oder Grippe zu schützen und um Fliegen und Schnaken zu vertreiben. Außerdem entfernt er Fingerspuren auf den Möbeln.

Zutaten:

2,5 l roter Weinessig
40 g Rotwein
40 g Absinth
40 g Rosmarin
40 g Salbei
40 g Minze
40 g Raute
40 g Lavendel
5 g Zimt
5 g Nelken
5 g Muskat
5 g Knoblauch
10 g Kampfer

Alle Zutaten in einen Keramiktopf geben. Essig darüber schütten und zehn Tage ziehen lassen. Anschließend filtrieren, indem man die Pflanzen zusammenpresst und Kampfer hinzugibt.

12

·········

Traubenkosmetik – der Höhepunkt des Fortschritts

Mit herrlichem Balsam hat sie ihr Antlitz bestrichen
Derselbe ist's, mit dem sich Venus salbte in Paphos
Dieser göttliche Stoff hat die Königin verwandelt
Und ihren Teint verjüngt.

Vergil

Bei den raffiniertesten kosmetischen Produkten der letzten Generation werden Polyphenolenextrakte aus Traubenschalen und -kernen benutzt. Aber die Frauen haben nicht auf die moderne Wissenschaft gewartet, sondern seit der Antike selbst die Früchte und Blätter der Rebe ausgepresst und mazerieren lassen, um daraus Balsame der ewigen Jugend zusammenzumischen.

Anti-Aging-Maske aus Traubenschalen und -kernen

Dank ihres hohen Gehalts an antioxidativen Polyphenolen und essenziellen Fettsäuren kann diese Maske Falten entgegenwirken und die Haut nach starker Sonneneinwirkung regenerieren.

Zutaten:
1 kg sehr reife Muskattrauben
1 TL Traubenkernöl aus erster Kaltpressung
1 TL Weizenkeimöl
1 TL Olivenöl *extra vergine*
$^1/_2$ Orange
2 EL Schafsjogurt

Trauben waschen und abzupfen und die halbe Orange auspressen. Alle Zutaten in den Mixer geben. Direkt auf die Haut auftragen, am besten nach einem Peeling, und 20 Minuten einwirken lassen. Zuletzt abwaschen und Ihre normale Nachtcreme auftragen.

Blütenessig mit Trauben

Toilettenessig wurde im 18. Jahrhundert bei der Schönheitspflege sehr geschätzt, um die Epidermis zu reinigen, zu erfrischen und zu desinfizieren. Sie können diesen Essig als tonische Gesichtslotion benutzen.

Zutaten:
50 g Weinessig
2 Weinblätter
10 g Rosenblütenblätter
10 g Lavendelblüten
10 g Lindenblüten

Die Weinblätter zerdrücken. Alle Pflanzen etwa 20 Tage lang in Essig legen. Zuletzt den Essig filtrieren und in einem gut verschlossenen Flakon aufbewahren. Zur Anwendung 1 TL Blütenessig in ein halbes Glas mit reinem Quellwasser oder filtriertem Wasser geben.

Lotion zur Erfrischung des Teints

Während die Traube die Haut vor äußeren Einwirkungen und Alterung schützt, macht die Erdbeere die Poren dicht und erfrischt den Teint.

Zutaten:
8 Erdbeeren
100 g dunkle Trauben

Die Früchte unter reinem Wasser abwaschen und in den Mixer geben. Die Lotion am Morgen auf das Gesicht auftragen und 5 Minuten warten, bevor Sie sie abspülen und Ihre Tagescreme auftragen.

Aufhell-Lotion mit grünem Traubensaft

Durch ihren Säuregehalt hellen grüne, unreife Trauben Pigmentflecken auf der Haut auf – natürliche oder solche, die durch Sonneneinstrahlung hervorgerufen wurden –, und zwar auf weniger aggressive Weise als Zitronensaft.

Zutaten:
1 Traube mit unreifen grünen Beeren
1 EL Alaunpulver
1 TL Meersalz

Weintrauben befeuchten, mit Salz und Alaun bestreuen und alles in Backpapier einhüllen. 15 Minuten lang im Backofen erhitzen. Die Trauben zerdrücken und den Saft einsammeln, um ihn auf die Haut aufzutragen. 15 Minuten eintrocknen lassen. Mit lauwarmem Wasser abspülen. Dreimal pro Woche anwenden.

Rote Lippenpomade mit Trauben

Diese Pomade wurde von Griechinnen und Römerinnen zubereitet, um ihre Lippen rot zu färben und weich zu machen. Sie wurde bis ins 19. Jahrhundert benutzt, als die eleganten Damen sie bei ihrem *Parfumeur-Gantier* erwarben.

Die meisten Apotheken oder Kräuterhändler können Ihnen *Färberdistel* oder *Schminkwurz* besorgen. Die Blüten sollten zuerst unter fließendem Wasser gewaschen werden, um den gelben Farbstoff auszuspülen. Danach werden sie kalt in eine Lösung aus Wasser und Natron (Na_2CO_3) getaucht, sodass der rote Farbstoff einen schönen purpurroten Ton erhält, der mit Zitronensaft fixiert wird.

Zutaten:
250 g Biobutter
125 g reines Bienenwachs
3 Trauben mit schwarzen, zuckersüßen Beeren
30 g Färberdistel (Saflor / *carthamus tinctorius*)
oder Schminkwurz (*alcanna tinctoria*)

Alle Zutaten in einem Emailtopf einkochen, bis ein dicker Sirup entsteht. Die Mischung durch ein weißes Leinentuch passieren. Die fertige Pomade in eine Glas- oder Plastikdose mit Deckel füllen.

Im Kühlschrank aufbewahren, denn dieses Lippenrouge ist nicht länger haltbar als Butter.

[?] Dieses Rezept stammt aus dem Buch von *Catherine Willis, Parfums et saveurs de la maison,* 2000

Schlankheitsöl aus Traubenkernöl

Zitrone unterstützt die Ausscheidung von Fetten, Zypresse stärkt den Venen- und Lymphkreislauf, und Zimt wirkt harmonisierend auf den Hormonhaushalt.

Zutaten:
200 ml Traubenkernöl aus erster Kaltpressung
20 Tropfen Zitronenöl
20 Tropfen Zypressenöl
20 Tropfen Zimtöl
10 Tropfen 90-prozentigen Alkohol

Die drei essenziellen Öle in Alkohol mischen, der ihre Lösung im Öl möglich macht. Traubenkernöl zugeben und gut schütteln. Innerhalb von drei Monaten verbrauchen, bevor das Öl ranzig wird.

Traubenkernöl, um den Körper zu nähren und geschmeidig zu machen

Wacholder lindert Entzündungen und macht die Gelenke beweglich. Lavendel wirkt entspannend.

Zutaten:
200 ml Traubenkernöl aus erster Kaltpressung
50 Tropfen Wacholderöl
50 Tropfen Lavendelöl
10 Tropfen 90-prozentiger Alkohol

Die essenziellen Öle in Alkohol mischen, der ihre Lösung im Öl möglich macht. Traubenkernöl zugeben und gut schütteln. Innerhalb von drei Monaten verbrauchen, bevor das Öl ranzig wird.

Pflegemilch mit roten Weinblättern für die Venen

Rote Weinblätter sind wie Hamamelis *(hamamelis viginiana/* indianischer Zauberstrauch) und Zypressen bekannt für ihre kreislauffördernden Eigenschaften. Diese Milch bekämpft Besenreiser und geplatzte Äderchen und wirkt gegen schwere Beine und Krampfadern.

Zutaten:

2 EL rote Weinblätter

2 EL Hamameliswasser

50 Tropfen Zypressenöl

50 Tropfen Lavendelöl

2 EL Traubenkernöl aus erster Kaltpressung

4 EL von Ihrer gewöhnliches Körpermilch

Einen Aufguss mit roten Weinblättern zubereiten, indem Sie die zerhackten Blätter in ein Glas mit kochendem Mineralwasser geben und 15 Minuten ziehen lassen. Abseihen und alle Zutaten darin vermischen. Morgens und abends auf den Beinen oder bei Besenreisern auch im Gesicht verwenden.

13

●●●●●●●●

Traubenrezepte

Die Küche eines Volkes reflektiert den Himmel,
die Erde und die Gewässer des jeweiligen Landes.

Dr. Edouard de Pomiane (1875-1964)
französischer Arzt und Gastronom

Für die Übergangswoche und zur Verlängerung der Wohltaten und Freuden der Kur finden Sie hier ein paar gesunde
und schmackhafte Feinschmeckerrezepte mit Trauben und
Wein.

Andalusischer Gazpacho mit Trauben

Diese kalte Suppe, die diuretisch wirkt und schlank macht, ist die raffinierte leichtere Version einer Mandelsuppe, die von den Mauren nach Andalusien gebracht wurde.

Für 4 Personen – Zubereitungszeit: 10 Minuten

Zutaten:
4 Tomaten
1 Gurke
1 Paprika
100 g Mandelpulver
250 g weiße Trauben
1 Stange Sellerie
1 EL frische gehackte Petersilie
1 Knoblauchzehe
2 EL Sherry-Essig
Salz und Pfeffer

Gemüse waschen und bürsten, ohne es zu schälen. Tomaten blanchieren, um sie zu schälen und zu entkernen. Tomaten, Gurke, Paprika, Sellerie, Knoblauch, Petersilie, Mandelpulver Salz und Pfeffer im Mixer zu feinem Püree zerkleinern. Essig und $1/_2$ l Wasser zugeben. In eine Suppenschale füllen und 2 bis 3 Stunden in den Kühlschrank stellen. Vor dem Servieren Trauben auf die Suppe streuen.

Karotten-Rosinen-Salat auf indische Art

Geeignet als Vorspeise oder als Beilage zu gegrilltem weißem Fleisch oder gebratenem Geflügel.

Für 4 Personen – Zubereitungszeit: 10 Minuten

Zutaten:
6 Karotten
200 g Rosinen
$1/2$ Glas Zitronensaft
$1/2$ TL Ingwerpulver
$1/2$ TL ganzer Kümmel
2 EL Korianderblätter
Salz und Pfeffer

Karotten waschen, bürsten und reiben. Koriander fein hacken. Dressing aus Zitronensaft, Olivenöl, Salz und Pfeffer machen. Alle Zutaten in eine Salatschüssel geben. Dressing darüber gießen und gut mischen. Im Kühlschrank hält sich dieser Salat 2-3 Tage.

Gefüllte Weinblätter auf griechische Art

Weinblätter sind ebenfalls reich an Antioxidantien. Für die Küche sollte man frische und zarte Blätter aussuchen, die man allerdings in der Zeit der Weinlese nur selten findet. Sie können jedoch auch Weinblätter bei griechischen oder orientalischen Lebensmittelhändlern oder in großen Supermärkten als Konserven oder vakuumverpackt kaufen. Sie können sie auch selbst einmachen (siehe Rezept). Dieses Gericht kann warm oder kalt als Vorspeise oder zum Aperitif serviert werden, mit Zitronensaft oder einer Eier-Zitronen-Soße. Man kann es im Voraus zubereiten und 5-6 Tage im Kühlschrank aufbewahren.

Für 8 Personen – Zubereitungszeit: 1 Stunde – Kochzeit: 30 Minuten

Zutaten:
40 Weinblätter
1,5 kg Reis
1 große Tomate
4 kleine Zwiebeln
3 oder 4 Kartoffeln
1 Zitrone
1 Glas Olivenöl
1 EL gehackte Minze
1 EL Dillblätter
$^1/_2$ l Fleischbrühe
Salz und Pfeffer

Um die Weinblätter weich zu machen, 2 Minuten lang blanchieren und sie dabei drehen. Zwiebeln und Kräuter klein hacken. Tomate blanchieren, um sie zu schälen und zu zerkleinern. Kartoffeln schälen, in Scheiben schneiden und damit den Boden eines großen Topfes bedecken. In einer Schale Öl, Reis, Zwiebeln, Tomate, Kräuter, Salz und Pfeffer vermischen. Einen Löffel von dieser Füllung auf jedes Weinblatt setzen, die Ränder hochklappen, um ein festes Röllchen zu formen. Diese Röllchen nach und nach dicht nebeneinander über die Kartoffeln in den Topf setzen. Den Topf schichtweise bis oben füllen. Mit Fleischbrühe übergießen, mit einer flachen Schüssel zudecken, damit die Blätter sich nicht öffnen, zuerst bei starker Hitze kochen, dann eine halbe Stunde lang bei schwacher Hitze. Bevor Sie den Topf zuletzt vom Herd nehmen, mit Zitronensaft übergießen.

Man kann diese *Dolmades* auch bei 200 Grad Celsius eine Stunde in den Backofen geben, indem man sie mit Wein- oder Salatblättern bedeckt, um das Austrocknen zu verhindern.

Gefüllte Weinblätter mit Artischocken

Gefüllte Weinblätter wie im vorigen Rezept zubereiten, aber zwischen jede Schicht ganze Artischockenherzen (ohne Blätter und Bart!) legen und keine Kartoffeln benutzen. Auf die gleiche Weise zubereiten.

Weinblätter konservieren

Besorgen Sie sich im Frühling oder Frühsommer frische, zarte Weinblätter. Sorgfältig waschen und flach in eine Glasdose legen. Mit Salzwasser bedecken, in das Sie etwas hellen Essig gegeben haben. Dose schließen und im Kühlschrank ein paar Wochen oder Monate lang aufbewahren.

Drachenkopf- oder Schollenfilets mit Trauben

Für 4 Personen – Zubereitungszeit: 5 Minuten – Kochzeit: 20 Minuten

Zutaten:

1 kg Fischfilets von Scholle oder Drachenkopf
(Meersau/*scorpaena scrofa*)
250 g weiße Trauben
250 g dunkle Trauben
3 Schalotten
2 Glas lieblicher Weißwein
1 EL Crème fraîche
1 TL gehackter Estragon
1 Beutel Fischbrühwürfel
Pfeffer und Salz

Schalotten schälen und hacken und mit dem Wein im Kochtopf 5 Minuten lang dünsten. Crème fraîche und Estragon zugeben, salzen, pfeffern und noch 5 Minuten kochen. Die gewaschenen Trauben zugeben und diese Soße warm halten. Die Fischfilets 10 Minuten lang in einer Brühe (aus Wasser und Fischbrühwürfel) pochieren. Filets abtropfen lassen, auf eine Platte legen und mit der Soße übergießen.

Geflügelfrikasse mit Trauben

Für 4 Personen – Zubereitungszeit: 10 Minuten – Kochzeit: 30 Minuten

Zutaten:

1 Hähnchen oder 4 Stücke Geflügelbrust

2 Schalotten

1 Zwiebel

2 Gewürznelken

1 kg weiße Trauben

1 EL fein gehackter Schnittlauch

$^1/_2$ Glas trockener Weißwein

2 EL Olivenöl

1 Eigelb

Salz und Pfeffer

Geflügel in kleine Stücke schneiden. Zwiebel schälen und in feine Scheiben schneiden, Schalotten fein hacken und beides zusammen in einem Topf mit Olivenöl anbräunen.

Nach ein paar Minuten Geflügelstücke zugeben, mit Nelken, Salz und Pfeffer bei geschlossenem Deckel 20 Minuten kochen. Weißwein in den Topf gießen und bei offenem Deckel 5 Minuten weiter kochen. Brühe in einem kleinen Topf sammeln, Eigelb und Schnittlauch zugeben und bei schwacher Hitze unter ständigem Rühren eindicken, damit das Ei nicht ausfällt.

Trauben waschen, zum Geflügel in den Topf geben und 3 Minuten kochen.

Geflügel auf eine Platte legen und mit Soße übergießen.

Gestopfte Entenleber (Gänseleber) mit Trauben

Dieses Gericht ist eine wahre Quelle für die schützenden Nährstoffe, die zur Entstehung des *Französischen Paradoxes* geführt haben. Die Fette in der Geflügelleber setzen sich zu 50 Prozent aus Ölsäure zusammen, einer einfach ungesättigten Fettsäure, die auch den Hauptbestandteil des Olivenöls bildet und das Herz wirkungsvoll schützt. Die Traube fügt ihre Dosis an Antioxidantien hinzu, die den Alterungsvorgang verlangsamen und die Zellen schützen. Und das Ganze verschafft uns einen Genuss, der Körper und Seele gut tut …

Gestopfte Entenleber (oder Gänseleber) ist ein teures Gericht, Sie können auch Geflügel- oder Kalbsleber wählen.

Für 4 Personen – Zubereitungszeit: 5 Minuten – Kochzeit: 30 Minuten

Zutaten:
800 g frische Entenleber
2 Glas milder Weißwein (*Sauternes* – bekannter süßer Weißwein aus Sauterne südöstlich von Bordeaux – oder *Monbazillac* – ein weißer Bordeauxwein)
500 g große dunkle Trauben, 500 g helle Italia-Trauben
Pfeffer und *Sel de Guérande* (feines Meersalz)

Die Leber in 1 cm dicke Scheiben schneiden, salzen und pfeffern. Flach in einen großen Schmortopf legen und bei schwacher Hitze 10 Minuten lang kochen. Weißwein dazugeben und 10 Minuten mit geschlossenem Deckel bei schwacher Hitze weiter kochen. Die geschälten Trauben zugeben. Langsam im eigenen Saft 10 Minuten lang pochieren. Die Leberscheiben auf eine Platte legen, mit den Trauben garnieren und mit der Soße übergießen.

Kaninchenrücken mit grünem Traubensaft *(verjus)*

Verjus ist eine traditionelle Spezialität aus Burgund. Sein säuerlicher Geschmack passt gut zu weißem Fleisch und zu Fisch.

Dieses Gericht lässt sich auch mit Geflügelbrust, Kalbs- oder Schweineschnitzel zubereiten.

Für 4 Personen – Zubereitungszeit: 5 Minuten – Kochzeit: 30 Minuten

Zutaten:

1 kg Kaninchenrücken oder ein ganzes Kaninchen

1 l *Verjus* (s. folgendes Rezept)

2 große Zwiebeln

2 Karotten

Thymian, Lorbeer, Rosmarin

1 Glas Olivenöl

1 kg dunkle Muskattrauben

Pfefferkörner und *Sel de Guérande* (feines Meersalz)

Kaninchen in Stücke schneiden und in einem Tontopf mit Zwiebeln, Karottenscheiben, Kräutern, Pfefferkörnern und Olivenöl im *Verjus* marinieren. Zwei Tage im Kühlschrank stehen lassen und mehrmals übergießen.

Anschließend das Ganze in den Backofen stellen, mit geschälten und geviertelten oder kleinen Kartoffeln umrahmen und bei mittlerer Hitze 40 Minuten backen. Die gewaschenen Muskattrauben zugeben und wieder 5 Minuten in den Ofen stellen. Mit einem guten Rotwein servieren.

Verjus (grüner Traubensaft)

Verjus (italienisch *agresto*) nennt man den grünen Saft unreifer Weintrauben, der bei der Senfherstellung und bestimmten Gerichten der Winzerküche verwendet wird. In frischer oder konservierter Form kann er Essig oder Zitronensaft beim Würzen ersetzen. Er kann zu gegrilltem oder frittiertem Fisch serviert und bei der Zubereitung von Geflügel, Kaninchen oder weißem Fleisch verwendet werden. Verjus hat positive Wirkungen auf Leber und Harnfluss und wird deshalb bei Leberbeschwerden, Gelbsucht und Fettleibigkeit empfohlen. Da er auch adstringierend wirkt, kann man ihn bei Halsschmerzen, Stomatitis (Entzündung der Mundschleimhaut) und Zahnfleischbeschwerden zum Gurgeln benutzen.

Zubereitungszeit: 10 Minuten

Zutaten:
3 kg grüne, unreife Trauben

Trauben waschen und abzupfen. In einem Mörser gut zerdrücken, den so gewonnenen Saft filtrieren und in kleine, dicht verschlossene Flaschen füllen, die dann eine Stunde lang bei 100 Grad Celsius sterilisiert werden. Flaschen liegend an einem lichtgeschützten Platz aufbewahren. Verjus kann man auch frisch benutzen (d. h. vor der Sterilisierung).

Warmer Schinken mit frischen Trauben

So wie roher Parmaschinken wunderbar zu frischen Trauben oder Feigen passt, so bildet gekochter Schinken mit *Italia*-Trauben eine köstliche salzig-süße Geschmackskombination.

Für 4 Personen – Zubereitungszeit: 10 Minuten – Kochzeit: 25 Minuten

Zutaten:

2 $^1/_2$ cm dicke Scheiben Schinken
am Knochen (etwa 500 g)
1 helle Italia-Traube
300 ml sehr trocken-herber Cidre *(cidre brut)*
30 g brauner Zucker
1 EL Butter
1 gehäufter EL Maizena (Maisstärke)
6 Körner Jamaikapfeffer
Salz und Pfeffer
2 EL Olivenöl

In einem kleinen Topf Zucker, Maizena, Salz und Pfeffer vermischen und mit dem Cidre verdünnen. Jamaikapfeffer dazugeben. Bei schwacher Hitze unter Umrühren 8 Minuten eindicken. 1 EL Butter in die Soße geben. Die Schinkenscheiben halbieren und in der Pfanne mit Olivenöl goldgelb braten. Traubenbeeren schälen und in Olivenöl 2 Minuten anbraten. Schinken mit der Soße servieren, mit Trauben dekorieren, dazu weißen Reis oder frische Pasta und einen knackigen Salat reichen.

Mit Reis und Rosinen gefüllte Tomaten und Paprika

Dies ist ein beliebter Klassiker der griechischen Küche.

Für 4 Personen – Zubereitungszeit: 25 Minuten – Kochzeit: 30 Minuten

Zutaten:
4 große Tomaten, 4 Paprika
250 g Naturreis oder Basmati-Reis
50 g Weckmehl oder 5 Scheiben trockenes Brot
2 Zwiebeln, 250 g Rosinen
150 g Pinienkerne, 2 EL Olivenöl
1 EL gehackte Petersilie
1 EL gehackter Oregano
2 Gewürznelken
Kümmel, Pfeffer, Salz
1 Glas Weißwein

Tomaten und Paprika waschen, ihre »Deckel« abschneiden und das Innere entfernen. Tomatenfleisch sammeln. Zwiebeln schälen, in dünne Scheiben schneiden und in einem Topf mit einem EL Olivenöl bräunen. Tomatenfleisch, gewaschenen Reis und ein Glas Wasser zugeben. Gewürze und Salz hinzugeben und 20 Minuten kochen. Petersilie, Rosinen, Pinienkerne und Weckmehl zugeben. Tomaten und Paprika mit dieser Mischung füllen. Mit ihren »Deckeln« versehen und in eine feuerfeste Schüssel legen. Mit einem Glas Weißwein und einem EL Olivenöl anfeuchten. Mit etwas Pfeffer aus der Pfeffermühle bestreuen und bei mittlerer Hitze eine halbe Stunde erhitzen, indem man alles von Zeit zu Zeit mit dem eigenen Saft übergießt. Kann heiß oder kalt serviert werden.

Lasagne mit Ricotta und Rosinen

Als einzelnes Gericht oder zusammen mit Parmaschinken servieren. Statt Ricotta können Sie auch Frischkäse aus Schaf- oder Ziegenmilch verwenden.

Für 4 Personen – Zubereitungszeit: 15 Minuten – Kochzeit: 10 Minuten

Zutaten:

8 Lasagneblätter (möglichst frisch)
400 g Ricotta
200 g Korinthen
$1/2$ Tasse gehackte Petersilie
1 Hand voll Weckmehl oder Brotkrumen
1 Ei
Pfeffer und Salz
Olivenöl
geriebener Parmesankäse

Korinthen 15 Minuten in kochendem Wasser einweichen. Lasagne in Salzwasser kochen. Während dieser Zeit mit der Gabel Ricotta, Weckmehl, Ei und abgetropfte Korinthen, Petersilie, Salz und Pfeffer mischen. Eine Glas- oder Keramikschüssel mit Olivenöl bestreichen. Lasagne abtropfen lassen. Den Boden der Schüssel mit einer Schicht Lasagne bedecken und eine Schicht Füllung darüber legen. Darauf kommen je eine weitere Schicht Lasagne und Füllung. Mit einer Schicht Lasagne abschließen, mit Parmesan bestreuen und 15 Minuten bei mittlerer Hitze im Backofen stehen lassen.

Vegetarischer Couscous

Das ist eine fleischlose Variante des klassischen nordafrikanischen Gerichts.

Für 4 Personen – Zubereitungszeit: 1 Stunde – Kochzeit: 2 Stunden

Zutaten:
1 kg Couscous, 250 g Kichererbsen
4 Karotten, 4 Zwiebeln
4 Zucchini, 4 Paprika
2 Selleriestangen, 250 g Rosinen, 2 EL Olivenöl

Salz, roter Pfeffer, Kümmel, Couscous-Gewürz, Harissa (= Paprika- und Pfefferpulver mit frischem Knoblauch, die im Mörser zu einer Paste verrieben werden), Couscous in eine Terrine schütten und mit kochendem Wasser anfeuchten. Umrühren und aufquellen lassen. 20 Minuten später wiederholen und nach weiteren 20 Minuten ein drittes Mal umrühren und aufquellen lassen. Der Couscous sollte aufquellen, ohne Klümpchen zu bilden. Olivenöl zugeben und gut vermischen. In einem großen Couscous-Topf (zweiteilig, mit Sieb am Boden des Oberteils) die über Nacht eingeweichten Kichererbsen und alle Gewürze in Salzwasser aufkochen. Über den angefeuchteten Couscous auf das Sieb schütten. Eine Stunde kochen, dann das grob geschnittene Gemüse zugeben und noch eine Stunde weiter kochen. 10 Minuten vor Schluss die Rosinen auf den Couscous streuen, damit sie wieder Feuchtigkeit aufnehmen. Couscous zuletzt in eine Schüssel geben, mit Rosinen bedecken, mit dem abgetropften Gemüse einrahmen und mit der eigenen Brühe und *Harissa* servieren.

Alter Gouda mit frischen Trauben à la Paul-Émile

Das Ritual meines Großvaters Paul-Émile: Die Kunst besteht darin, die zarten Käsescheiben so zu schneiden, dass sie nicht brechen – eine delikate Aufgabe, besonders wenn der Käse wirklich gereift und relativ trocken ist. Man sollte diese luftigen Genüsse auf der Zunge zergehen lassen, indem man die Trauben zerbeißt, deren Saft das Fett des Käses auflöst …

Zubereitungszeit: 1 Minute

Zutaten:
$1/2$ Kugel mittelalter Edamerkäse
schwarze oder weiße Trauben

Die Käsekugel gut in der einen Hand halten und mit der anderen Hand mit einem langen, scharfen Messer oder einfacher mit einem speziellen Käseschneider über die ganze Breite der Kugel in Scheiben »so fein wie Zigarettenpapier« schneiden. Die Käsescheiben zusammen mit den Trauben genießen.

Traubentrester-Paste

Zur Zeit der Weinlese bereitet man auf Kreta diesen Lecker-
bissen zu, der reich an Polyphenolen ist. Traubentrester ist
die Masse aus Traubenschalen und -kernen, die nach dem
Keltern der Trauben übrig bleibt. Sie können stattdessen auch
die Rückstände frischer dunkler Trauben nehmen, nachdem
Sie diese ausgepresst haben. Die fertige Traubenpaste lässt
sich gut zehn Tage im Kühlschrank aufbewahren.

Kochzeit: 2 Stunden

Zutaten:

2 kg Traubentrester

3 Glas Olivenöl

1 EL Asche von Traubenranken (fakultativ)

1 Tasse Mehl

1 EL Maismehl

250 g gehackte Nüsse

100 g Sesamkörner

2 TL Zimtpulver

Pfeffer

Traubentrester in einem Topf bei kleinem Feuer erhitzen.
Wenn er heiß ist, Asche (wenn vorhanden) zugeben und eine
Stunde lang kochen, während man den sich an der Oberfläche bildenden Schaum abschöpft. Den Trester mit Zimt
und Pfeffer in den Topf geben. Mehl und Maismehl mischen
und bei kleiner Hitze unter ständigem Rühren in den Topf
schütten. Wenn die Mischung eingedickt ist, vom Herd nehmen, mit den gehackten Nüssen mischen und in kleine Schalen gießen. Mit Zimt und Sesamkörnern bestreuen und kalt
stellen, damit die Paste fest wird.

Trauben-Feigen-Schale mit Minze

Eine wunderbare Kombination aus Früchten der Saison.

Für 4 Personen – Zubereitungszeit: 10 Minuten

Zutaten:
2 Trauben Chasselas-Trauben aus Moissac
2 Trauben Muskattrauben aus Ventoux
4 frische Feigen
150 g brauner Zucker
400 g frische Haselnüsse
8 Blätter frische Minze
2 Glas Rotwein

Wein und Zucker 10 Minuten lang in einem kleinen Topf kochen. Trauben waschen und abzupfen, Feigen schälen. Haselnüsse aufknacken und schälen. Minze klein schneiden. Die beiden Traubensorten, die geviertelten Feigen und die halbierten Haselnüsse in einzelne Schälchen füllen, den erkalteten Weinsirup darüber schütten, mit Minze dekorieren und kalt servieren.

Clafoutis mit Trauben (Eierkuchenspeise)

Für 4 Personen – Zubereitungszeit: 5 Minuten – Kochzeit: 20 Minuten

Zutaten:
4 ganze Eier
2 Eigelb
200 g Schafsjogurt
200 g Puderzucker
100 g Mandelpulver
2 TL Kartoffelstärke
2 EL Cognac oder Armagnac
1 große Traube Italia-Trauben

Kartoffelstärke, Mandelpulver und Zucker mischen. Eier und Eigelb zugeben. Zusammen mit Jogurt und Cognac gut mischen. Die gewaschenen und getrockneten Trauben auf einer feuerfesten Glas- oder Tonschale verteilen und die Creme darüber gießen. Bei mittlerer Hitze 20 Minuten in den Ofen stellen, bis die Creme fest und goldbraun ist. Warm servieren.

Traubentorte

Für 6 Personen – Zubereitungszeit: 20 Minuten – Kochzeit: 40 Minuten

Zutaten:
200 g Mehl
100 g Maizena
150 g Olivenöl
100 g Puderzucker
1 Ei
1 Prise Salz
1 weiße Traube (Italia oder Chasselas)
1 dunkle Traube
100 g brauner Zucker

Mehl, Maizena, Zucker und Salz in einer Terrine mischen. Olivenöl mit den Fingerspitzen untermischen. Wenn die Mischung sandig wird, das Ei zugeben und eine Kugel formen. Diesen Teig in einer eingeölten Tortenform verstreichen und bei mittlerer Hitze 30 Minuten backen. Trauben waschen und trocknen. Abwechselnd mit hellen und dunklen Trauben garnieren. Mit braunem Zucker bestreuen und wieder 5 Minuten in den Ofen stellen. Warm mit etwas Sahne servieren.

Millefeuille mit Trauben und Mandelgebäck

(*Millefeuille* ist eigentlich eine Blätterteig-Creme-Schnitte, in diesem Fall jedoch ein Dessert in Schichten)
Eine ebenso einfache wie raffinierte Nachspeise.

Für 4 Personen – Zubereitungszeit: 5 Minuten

Zutaten:
3 Trauben Chasselas
12 große Stücke Mandelgebäck
Birnensorbet
Rosinen in Armagnac
1 Schafsmilchjogurt
60 g Puderzucker

Jogurt und Puderzucker schlagen. Ein Stück Gebäck auf einen Dessertteller legen, mit der Jogurtmischung und gewaschenen und getrockneten hellen Trauben bedecken. Ein weiteres Stück Gebäck darauf legen und wieder mit Jogurt und Trauben garnieren. Oben mit einem Stück Gebäck abschließen und mit einer Armagnac-Traube dekorieren.

Traubengelee *Raisiné du Languedoc*

Traubengelee kann als Konfitüre, Dessert oder Brotaufstrich gegessen oder für Gerichte mit Geflügel oder weißem Fleisch verwendet werden.

Zubereitungszeit: 5 Minuten – Kochzeit: 15 Minuten

Zutaten:
dunkle und helle Trauben
gemischte Früchte:
Melone, Feige, Birne, Apfel,
Pflaume, Puderzucker

Trauben waschen und abzupfen. In einen Einmachtopf geben und aufkochen, damit die Beeren aufplatzen und ihren Saft freigeben. Filtrieren und den Saft sammeln. 100 g Zucker pro Liter Saft zugeben. Alle übrigen Früchte schälen, würfeln und zu dem Traubensirup geben. Unter Umrühren wieder zum Kochen bringen. Sobald die Früchte beginnen weich zu werden, vom Herd nehmen und in Marmeladengläser füllen. Im Kühlschrank aufbewahren.

Kandierte Trauben

In Griechenland bietet man den Gästen diese Süßigkeit mit frischem Wasser oder einem Gläschen Raki an.

Zutaten:
2 kg große Trauben mit festem Fleisch
1 kg Puderzucker
1 Vanilleschote
Saft von 2 Zitronen
4 Gewürznelken

Trauben waschen und in drei Schichten übereinander in einen Topf legen, indem man Zucker, etwas Vanilleschote und Gewürznelken zwischen die Schichten gibt. Den Zitronensaft dazu gießen und einen Tag stehen lassen. Am nächsten Morgen aufkochen und 10 Minuten lang kochen lassen. Erneut stehen lassen und am dritten Tag den Sirup mit einem Glas Wasser glatt rühren.

Heißer Traubensaft oder Glühwein

Ein Getränk, das dank der antibiotischen und wärmenden Gewürze gegen Erkältung und Grippe hilft.

Für 1 Person – Zubereitungszeit: 5 Minuten

Zutaten:
1 Glas roter Traubensaft oder Rotwein
1 TL Honig
2 Gewürznelken, 1 Zimtstange

Alles in einem kleinen Topf 5 Minuten kochen lassen. In hitzefesten Gläsern heiß servieren.

Muskattrauben in Branntwein

Der Alkohol im Branntwein konserviert die Polyphenole in
den Trauben.

Zubereitungszeit: 10 Minuten – Einlegen: 2 Monate

Zutaten:
1 kg dunkle oder helle Muskattrauben
1 l Traubenbranntwein
2 Gewürznelken
1 Zimtstange
1 Vanilleschote
1 Zitronenschale

Trauben waschen und abzupfen. Zusammen mit den Gewürzen und der Zitronenschale in ein Deckelglas legen. Mit
Branntwein bedecken, luftdicht verschließen und zwei Monate stehen lassen.

Rosinen und Nüsse in *Armagnac* (Weinbrand)

Zubereitungszeit: 5 Minuten – Einlegen: 1 Monat

Zutaten:
500 g Smyrna-Rosinen (Bioqualität)
100 g (frische) Nusshälften
100 g Zucker
1 l Armagnac (Weinbrand)
1 Zimtstange

In einem Deckelglas die Rosinen und die geschälten Nusskernhälften mischen. Zucker und Zimt zugeben, mit Armagnac bedecken, luftdicht verschließen und einen Monat stehen lassen.

Ratafia-Likör mit Trauben

Der Alkohol im Branntwein konserviert die Polyphenole in den Trauben.

Zubereitungszeit: 1 Stunde

Zutaten:

3 kg gut ausgereifte dunkle Trauben
1 l Traubenbranntwein
6 Gewürznelken
2 Zimtstangen
1 TL Koriandersamen

Trauben waschen und abzupfen. Bei schwacher Hitze unter ständigem Umrühren ohne Wasser kochen lassen. Nach einer Stunde die Trauben durch ein Sieb passieren und den Rückstand dabei ausdrücken. Die Flüssigkeit abkühlen lassen und auf einen Liter Saft einen Liter Branntwein und die Gewürze zugeben. Diesen Likör in Flaschen füllen und gut verschließen. Nach einem Monat filtrieren, in Flaschen füllen und vor dem Konsum ein paar Monate altern lassen.

Anhang

•••••••••

Adressen und Hinweise

(in alphabetischer Reihenfolge)

OPC *(wissenschaftliche Informationen)*

International Nutrition Company Establishment
Mr. Bert Schwitters
L'Estoril, Bloc - 31, Avenue Princesse Grace
Monte Carlo - MC-98000 Monaco
Internet: www.inc-opc.com
E-Mail: info@inc-opc.nl
Verschiedene OPC-Präparate sind in Apotheken,
Reformhäusern und im Versandhandel erhältlich.

Osteopathie *(Adressen von Therapeuten)*

Register für Osteopathie in Deutschland (ROD)
Stadranstr. 555
D-13589 Berlin
Tel.: 0 30 - 3 73 20 01
Fax: 0 30 - 3 73 20 03
Internet: www.osteopathie-register.de
E-Mail: dr.hinkelthein@osteopathie-register.de

Verband der Osteopathen Deutschlands e.V. (VOD)
Untere Albrechtstr. 5
D-65185 Wiesbaden
Tel.: 06 11 - 9 10 36 61
Fax: 06 11 - 9 10 36 62
Internet: www.osteopathie.de
E-Mail: GS.wiesbaden@osteopathie.de

Obstkuren/Früchtefasten (ganzjährig)

Kurhaus Prasura
CH-7050 Arosa
Tel.: 0041 - 81 - 378 82 82
Internet: www.arosa.ch
E-Mail: prasura@bluewin.ch

Samariter-Werk – Katholische Fastenzentren
D-78269 Volkertshausen
Tel.: 0 77 74 - 73 04
Fax: 0 77 74 - 67 38
Internet: www.samariter-werk.de
E-Mail: info@samariter-werk.de

Ökologischer Weinbau

Eco Vin – Bundesverband ökologischer Weinbau e.V. (BÖW)
Wormser Str. 162
55276 Oppenheim
Tel.: 0 61 33 - 16 40
Fax: 0 61 33 - 16 09
Internet: www.ecovin.de
E-Mail: ecovin@t-online.de

Europäischer Markt für ökobiologische Produkte:
Brot, Wein, Käse in Rouffach
(im Elsass zwischen Colmar und Mulhouse) –
»Foire européenne du pain, vin et fromage éco-biologiques«,
jedes Jahr im Mai von Himmelfahrt
bis zum folgenden Sonntag
Comité de la Foire européenne ...
5, rue de Baer
F-68250 Pfaffenheim
Tel.: 0033 - 3 89 49 62 99
Fax: 0033 - 3 89 49 73 78
Internet: www.ot-rouffach.com
www.perso.wanadoo.fr/forum.ecobio.rouffach/
E-Mail: forum.ecobiologique.rouffach@wanadoo.fr

Produkte auf Traubenbasis

Kosmetik:

VINUM CURA. Exklusive Pflegeserie
aus dem BÄDERHAUS Bad Kreuznach
Kilianstr. 9
55543 Bad Kreuznach
Internet: www.baederhaus-saune.de
E-Mail: info@baederhaus-saune.de

Firma *Caudalie*, Paris
Internet: www.caudalie.com

Firma *Laboratoire Oenobiol*
59, bd Exelmans
F-75781 Paris Cedex 19
Internet: www.oenobiol.fr

Nahrungsmittelergänzung:

Groupe Michel Iderne
Parc d'activités du Rosenmeer, BP 64
F-67560 Rosheim
Tel.: 0033 - 3 88 48 00 55
Internet: www.iderne.com
E-Mail: iderne@iderne.com

SFPA - Französische Gesellschaft
für Phyto-Aromatherapie
SFPA - Société française de phyto-aromathérapie
19, bd Beauséjour
F-75016 Paris
Tel.: 0033 - 1 45 24 65 92
Internet: www.perso.club-internet.fr/sfpa
E-Mail: sfpa@club-internet.fr

Traubenkuren

Diese Kuren finden im Allgemeinen während der Weinlese
im September/Oktober statt, oft auch in Form von Trinkkuren mit frisch gepresstem Traubensaft.

Bad Bellingen
Bade- und Kurverwaltung Bad Bellingen
D-79415 Bad Bellingen
Tel.: 0 76 35 - 82 11 00
Fax: 0 76 35 - 80 82 90
Internet: www.bad-bellingen.de
E-Mail: info@bad-bellingen.de

Bad Dürkheim
Staatsbad Bad Dürkheim GmbH
Kurbrunnenstr. 14
D-67098 Bad Dürkheim
Tel.: 0 63 22 - 96 40
Fax: 0 63 22 - 96 41 07
Internet: www.bad-duerkheim.de
E-Mail: info@staatsbad.bad-duerkheim.de

Baden
(bei Wien)
Touristeninformation Baden
Brusattiplatz 3
A-2500 Baden/Österreich
Tel.: 00 43 - 22 52 - 2 26 00-6 00
Fax: 00 43 - 22 52 - 8 07 33
Internet: www.baden-bei-wien.at
E-Mail: touristinfo.baden@netway.at

Bad Kreuznach
Tourismus und Marketing GmbH
Postfach 1864a
D-55508 Bad Kreuznach
Tel.: 06 71 - 8 36 00
Internet: www.bad-kreuznach.de/tour/
E-Mail: kreuznach-info@t-online.de

Les Sources de Caudalie
(bei Bordeaux)
Institut de vinothérapie
F-33650 Martillac
Tel.: 00 33 - 5 57 83 82 82
Internet: www.sources-caudalie.com
E-Mail: vino@caudalie.com
Das erste Beauty-Farm-Weingut in einem luxuriösen
Vier-Sterne-Hotel im Château Smith Haut Lafitte bei
Bordeaux mit eigenem Thermalbad – Traubenkuren auf
Anfrage zur Weinlesezeit

Meran

Kurverwaltung Meran
Freiheitsstr. 35
I-39012 Meran
Tel.: 00 39 - 4 73 - 27 22 00
Fax: 00 39 - 4 73 - 23 55 24
Internet: www.meraninfo.it
E-Mail: info@meraninfo.it

Moissac

(in Südwestfrankreich an Tarn und Garonne)
Trauben(saft)kuren im Uvarium – jedes Jahr großes
Obst- und Weinfest am 3. Septemberwochenende
Office du Tourisme
Place Durand de Bredon
F-82200 Moissac
Tel.: 00 33 - 5 63 04 01 85
Fax: 00 33 - 5 63 04 27 10
Internet: www.frenchcom.com/moissac/
E-Mail: Office.Moissac@wanadoo.fr

Literaturhinweise

Literatur zu Tafeltrauben und Traubenkuren

Aubert, Claude (Hrsg.): *Le petit guide de la cure de raisin*, Terre Vivante, Paris 1991

Brandt, Johanna: *The Grape Cure*, 1928 (21st edition, 1957)

La Cure de Raisin, Genf

Buchter-Weisbrodt, Helga: Trauben, Stuttgart 2001

L'Impatient, Nr. 142: *Laissez-vous tenter! – La cure de raisin*, 1989/9

Nr. 150: *Bravo aux curistes*, 1990/5

Hartungen, Dr. von: Die Meraner Traubenkur, Meran 1951

Hillebrand, W., Lott, H. und Pfaff, F.: Traube und Wein – Deutschlands Rebsorten und ihre Weine, Mainz 1989

Höhn, Wolfgang: Heilfasten mit Früchten, München 1995

Les Quatre Saisons du Jardinage, Nr. 57: *Cure de raisin. Dix curistes racontent.*

Mantovani, R.: *Les fruits qui quérissent*, 1978

Natürlich, Nr. 5/1990: Weintrauben – Was ist dran an der Traubenkur?

Nigelle, Eric: *Pouvoirs merveilleux des petits fruits et du raisin*, Soissons 1978

Pfeiffer, Günther: Rund um die Tafeltraube, Bad Endbach 1997

Pour Nikfardjam, Martin: Polyphenole in Weißwein und Traubensäften ..., Univ.-Diss., Gießen 2000

Shackleton, Basil: *The Grape Cure – A Living Testament*, London 1969

The Grape Cure - A Personal Testament, London 1987

La cure de raisin ou la santé retrouvée, Paris 1989

Snoek, Helmut: Das Buch vom biologischen Weinbau, Wien 1981

Szekely, Edmond B.: *The Grape Cure and Fasting*, Tecate (CA) 1950

Ulrich, Gerd: Tafeltrauben für den Hausgarten, Stuttgart 1994

Vasey, Chr. und Brandt, J.: *Régéneration et détoxication par la cure de raisin*, Genève 1992

Weihofen, J.: Die 5-Tage-Traubenkur, in: »Natürlich«, Heft 5/1990

Winnewisser, Sylvia: Gesund und vital durch Weintrauben, Stuttgart 1999

Allgemeine Literatur

Aivanhov, M.O.: Yoga der Ernährung, Fréjus 1989

Bendel, Lothar: Wissenswertes über Obst und Gemüse, St. Augustin 1999

Bundesministerium für Ernährung, Landwirtschaft und Forsten (Hrsg.): Jahrbuch über Ernährung, Landwirtschaft und Forsten der BRD 2000, 44. Jahrgang, Münster-Hiltrup 2000

Carper, Jean: Nahrung ist die beste Medizin, Düsseldorf 1991/3

Collings, Jillie: Die Kolon-Hydrotherapie, München 1997

Costain, Lyndel: Energie & Gesundheit durch bioaktive Pflanzenstoffe, München 2001

Das große Lexikon der Lebensmittel: Gesund essen – bewußt genießen, München 2001

Dassler, Ernst: Obst und Gemüse: eine Warenkunde, Bern 1991

David, Marc: Vom Segen der Nahrung, Interlaken 1991

Dittrich, Kathi und Leitzmann, C.: Bioaktive Substanzen ..., Stuttgart 1996

Durbec, Regine: 33 Vitalkuren zur Entschlackung und Regeneration, Küttingen/Aarau/CH 1993

Ehret, Arnold: Die schleimfreie Heilkost, Ritterhude 1990/3

Flowerdew, Bob: Früchte, Erlangen 1999

Franke, Wolfgang: Nutzpflanzenkunde, Stuttgart 1997/6

Friedrich, Gerhard und Petzhold, Herbert: Obstsorten – 300 Obstsorten in Wort und Bild, Radebeul 1993

Gerhard, Herrmann: Medizin aus der Küche, Stuttgart 1980

Glaesel, Karl O.: Heilung ohne Wunder und Nebenwirkungen, Konstanz 1989/2

Glaesel und Nolfi, K.: Geheilt durch lebendige Nahrung, Konstanz 1989/2

Groeneveld, Maike: Gemüse und Obst für eine gesunde Ernährung – sekundäre Pflanzenstoffe als Wirkstoffe, Bonn 1998

Hamm, Michael: Gesund, fit und vital – das Schutzprogramm gegen freie Radikale, Rheda-Wiedenbrück 2000

Herrmann, Karl: Inhaltsstoffe von Obst und Gemüse, Stuttgart 2001

Heseker, Beate und Helmut: Nährstoffe in Lebensmitteln, Frankfurt 1999

Heupke, Wilhelm: Obstkuren und Obstsaftkuren, Frankfurt 1958

Hubert, W. und Reith, H.: Obst und Gemüse aus aller Welt – ein Marktführer, München 1992

Leitzmann, C. und Groeneveld, M.: Gesundheit kann man essen, München 1997

Liebster, Günther und Levin, Hans-Georg: Warenkunde Obst und Gemüse – Band I: Obst, Weil der Stadt 1999

Lunteren, J. van: Infolog – kleine Nährstoffbibel, Oberursel 2000/6

May, Wolfgang: Die Heilkräfte in unserer Nahrung, Regensburg 1989

Mayr, Ine: Ein Korb voller Beeren, Gütersloh 1982

Messing, Norbert: Das Gesundheits-Adreßbuch, Hemmingen 1988

Messing, Norbert: Der Obst-Gemüse-Faktor, Bad Schönborn 1996/2

Muermann, Bettina: Lexikon Ernährung, Bindlach 1998

Nahrung, die schadet – Nahrung, die heilt, Stuttgart 1999

Naumann, Regina: Bioaktive Substanzen – die Gesundmacher in unserer Nahrung, Reinbek 1997

Schlickeysen, Gustav: Obst und Brot, Freiburg 1921

Schneider, Ernst: Nutze die Heilkraft unserer Nahrung, Hamburg 1990

Schwitters, B.: *OPC in Action*, Rom 1997/2

Schwitters, B. und Masquelier, J.: *OPC in Practice – Bioflavonoids and Their Application*, Rom 1995/2

Schwitters, B. und Masquelier, J.: *A Lifetime Devoted to OPC and Pycnogenols*, Rom 1997

Shelton, Herbert: Fasten kann Ihr Leben retten, Ritterhude 1990

Simons, Anne: Das OPC-Gesundheitsbuch, Bern 1998

Souci-Fachmann-Kraut: Der kleine Souci-Fachmann-Kraut – Lebensmitteltabelle für die Praxis, Stuttgart 1987

Tempelhof, S.: Osteopathie – Schmerzfrei durch sanfte Berührungen, München 2001

Vitamine – gesund ernähren – aktiv leben, Köln 1999

Vollmer, G. u. a.: Lebensmittelführer Obst, Gemüse, Stuttgart 1990

Walker, Norman: Frische Frucht- und Gemüsesäfte, Ritterhude 1992/2

Watzl, B. und Leitzmann, C.: Bioaktive Substanzen in Lebensmitteln, Stuttgart 1999/2

Yeager, Selene (Hrsg.): Das Ärztebuch der Heilkraft unserer Lebensmittel, München 1999

Zittlau, Jörg und Kriegisch, Norbert: Das große Buch der gesunden Ernährung, München 1998/3

ZMP-Bilanz Obst 2000 (W. Ellinger, Hrsg.), Bonn 2000

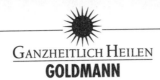

GANZHEITLICH HEILEN
GOLDMANN

Den ganzen Menschen heilen

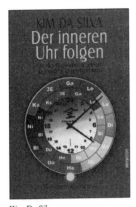

Kim Da Silva,
Der inneren Uhr folgen 14199

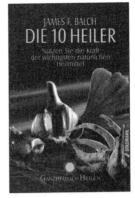

James F. Balch,
Die 10 Heiler 14192

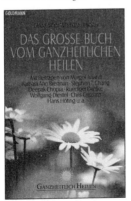

Diane von Weltzien (Hrsg.),
Das Große Buch vom
ganzheitlichen Heilen 14137

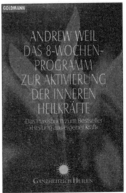

Andrew Weil, Das 8-Wochen-
Programm zur Aktivierung
der inneren Heilkräfte 14185

Goldmann • Der Taschenbuch-Verlag

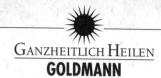

GANZHEITLICH HEILEN
GOLDMANN

Die Kunst des Wohnens

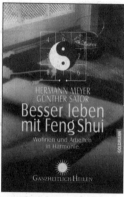

Meyer/Sator,
Besser leben mit Feng Shui   14193

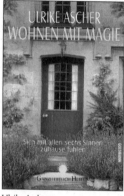

Ulrike Ascher,
Wohnen mit Magie   14225

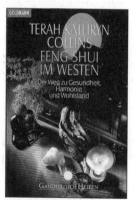

Terah Kathryn Collins,
Feng Shui im Westen   14152

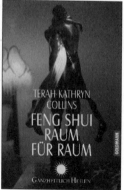

Terah Kathryn Collins,   Feng Shui
Raum für Raum   14212

Goldmann • Der Taschenbuch-Verlag

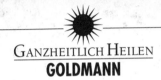

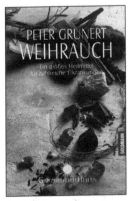
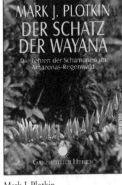
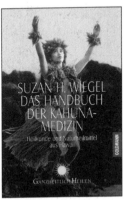
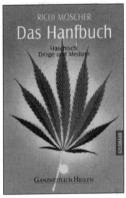

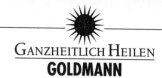

GANZHEITLICH HEILEN
GOLDMANN

Tabuthemen unserer Zeit

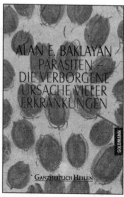

Alan E. Baklayan,
Parasiten 14163

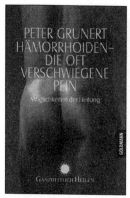

Peter Grunert,
Hämorrhoiden 14161

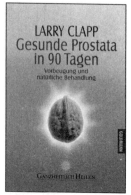

Larry Clapp, Gesunde Prostata
in 90 Tagen 14187

Goldmann • Der Taschenbuch-Verlag

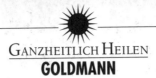

GANZHEITLICH HEILEN

GOLDMANN

Erfolgsautorin Barbara Simonsohn –
Gesunde Alternativen

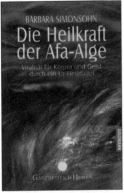

Die Heilkraft der Afa-Alge   14189

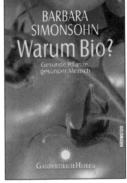

Warum Bio?   14224

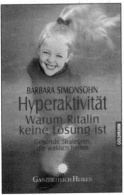

Hyperaktivität – Warum Ritalin
keine Lösung ist   14204

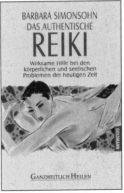

Das authentische Reiki   14210

Goldmann • Der Taschenbuch-Verlag

GOLDMANN